Sicher im Schulalltag:

Ein Leitfaden zur Eigensicherung, Gewaltprävention und Selbstverteidigung für Lehrer

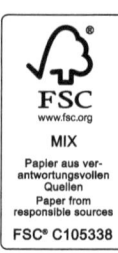

Impressum

Bibliografische Information der Deutschen Nationalbibliothek: Die Deutsche Nationalbibliothek verzeichnet diese Publikation in der Deutschen Nationalbibliografie; detaillierte bibliografische Daten sind im Internet über dnb.dnb.de abrufbar.

Die automatisierte Analyse des Werkes, um daraus Informationen insbesondere über Muster, Trends und Korrelationen gemäß §44b UrhG („Text und Data Mining") zu gewinnen, ist untersagt.

© 2024 Nils Weyand

Verlag: BoD · Books on Demand GmbH, In de Tarpen 42, 22848 Norderstedt, bod@bod.de

Druck: Libri Plureos GmbH, Friedensallee 273, 22763 Hamburg

ISBN: 978-3-7693-3876-8

Inhaltsverzeichnis

- Sexualisierte Gewalt

- Besonderheiten bei Verdacht auf Sexualstraftaten

- Empfehlungen für Schulleitung und Lehrkräfte

- Klares Nein zu Waffen

- Empfehlungen für Schüler

- Stärkung des Sicherheitsgefühls ohne Waffen

- **Fazit**

Kapitel 6: Fallstudien und Beispiele

- Mobbing in Schulen

- Gewalt durch Gruppenzwang

- **Fazit**

Kapitel 7: Notwehr und Nothilfe

- Definition und rechtlicher Rahmen

- Anwendungsbereiche von Notwehr und Nothilfe

- Grenzen der Notwehr und Nothilfe

- Praktische Relevanz von Notwehr und Nothilfe

Vorwort

In einer Welt, in der persönliche Sicherheit und Selbstschutz zunehmend an Bedeutung gewinnen, bietet dieses Buch einen umfassenden Leitfaden zur Eigensicherung und Selbstverteidigung. Der erste Teil des Buches widmet sich der zentralen Thematik der Eigensicherung und beleuchtet deren verschiedene Aspekte, darunter physikalische, psychologische und strategische Maßnahmen, die Individuen helfen, ihre Sicherheit in potenziell gefährlichen Situationen zu gewährleisten. Es wird betont, dass Eigensicherung nicht nur eine Reaktion auf Bedrohungen darstellt, sondern eine proaktive Haltung erfordert, um Risiken frühzeitig zu erkennen und zu minimieren.

Das Buch führt die Leser in die Definition der Eigensicherung ein und beschreibt die Wichtigkeit von Situationsbewusstsein, präventiven Maßnahmen, Selbstverteidigungstechniken und rechtlichen Kenntnissen. Es zeigt auf, wie diese Elemente zusammenspielen, um eine effektive und umfassende Strategie zur eigenen Sicherheit zu schaffen. Praktische Tipps und Übungen werden vorgestellt, um das Bewusstsein für die eigene Umgebung zu schärfen und die Reaktionsfähigkeit in kritischen Situationen zu erhöhen.

Im weiteren Verlauf wird die Thematik der Gewalt im schulischen Kontext behandelt. Hierbei wird die Komplexität von Gewalt, ihre Formen und Ursachen analysiert sowie die tiefgreifenden Folgen für Opfer, Täter und die gesamte Schulgemeinschaft beleuchtet. Fallstudien, wie das Beispiel von Mobbing oder Gewalt durch Gruppenzwang, veranschaulichen die Herausforderungen, mit denen Schulen konfrontiert sind, und unterstreichen die Notwendigkeit eines ganzheitlichen Ansatzes zur Gewaltprävention und - intervention.

Das Buch geht darüber hinaus auf die rechtlichen Aspekte von Notwehr und Nothilfe ein und erläutert die Bedeutung dieser Konzepte im deutschen Strafrecht. Es wird klar, dass Lehrer und Schüler in Notwehrsituationen nicht nur das Recht, sondern auch die Verantwortung haben, angemessen zu handeln, wobei die Balance zwischen Selbstschutz und der Aufrechterhaltung eines respektvollen Schulklimas gewahrt bleiben muss.

Ein weiterer zentraler Bestandteil dieses Werkes ist die Selbstschutz-Praxis. Hier werden grundlegende Prinzipien und Techniken der Selbstverteidigung vorgestellt, die einfach, intuitiv und effektiv sind. Die Leser werden angeleitet, wie sie sich in bedrohlichen Situationen schützen, ihren Abstand zu einem Angreifer wahren und durch gezielte Bewegungen und Verteidigungsstellungen ihre Sicherheit erhöhen können.

Dieses Buch ist nicht nur für Fachleute im Bereich der Sicherheit oder Pädagogik von Bedeutung, sondern richtet sich an alle, die ihre persönliche Sicherheit stärken und sich in ihrem Umfeld sicherer fühlen möchten. Es ist ein Aufruf zur Sensibilisierung und aktiven Auseinandersetzung mit der eigenen Sicherheit und dem Schutz anderer.

Indem wir die Prinzipien der Eigensicherung und Selbstverteidigung verinnerlichen, können wir das Vertrauen in unsere Fähigkeiten stärken und uns besser auf die Herausforderungen einer unsicheren Welt vorbereiten. Lassen Sie uns gemeinsam den ersten Schritt in Richtung mehr Sicherheit und Selbstbewusstsein gehen.

Über den Autor

Nils Weyand, 47 Jahre alt, blickt auf eine beeindruckende Karriere im Bereich der Sicherheit und Selbstverteidigung zurück. Mit 25 Jahren Erfahrung im Polizeidienst in Frankfurt am Main hat er nicht nur wertvolle Kenntnisse im Umgang mit gefährlichen Situationen erworben, sondern auch ein tiefes Verständnis für die Herausforderungen, denen sich Menschen in ihrem Alltag gegenübersehen.

Seine Leidenschaft für Kampfsport und Kampfkunst begleitet ihn seit mehr als 30 Jahren.

Als technischer Leiter der MT Sports und Gewaltschutztraining Hessen hat Nils Weyand die Möglichkeit, seine Erfahrungen und sein Wissen in der Praxis anzuwenden und weiterzugeben. Er ist dafür bekannt, praxisnahe Trainingskonzepte zu entwickeln, die auf die Bedürfnisse der Teilnehmer zugeschnitten sind und ihnen helfen, ein starkes Bewusstsein für ihre persönliche Sicherheit zu entwickeln.

Neben seiner beruflichen Laufbahn ist Nils auch Familienvater von zwei Kindern. Diese Rolle als Vater prägt seine Sichtweise auf Sicherheit und Eigensicherung, da er stets bestrebt ist, nicht nur sich selbst, sondern auch seine Familie zu schützen und ihnen ein sicheres Umfeld zu bieten. Sein

Engagement für die Sicherheit anderer und seine Leidenschaft für Kampfkunst machen ihn zu einem respektierten Experten in seinem Fachgebiet.

Nils Weyand verbindet in seinen Lehrmethoden praktische Erfahrungen aus seinem Polizeidienst mit den Techniken und Philosophien der Kampfkunst, um Menschen zu empowern und sie in die Lage zu versetzen, ihre eigene Sicherheit aktiv zu gestalten. Sein Ziel ist es, ein Bewusstsein für Eigensicherung zu schaffen und jedem Einzelnen die Werkzeuge an die Hand zu geben, um sich in einer zunehmend komplexen und unsicheren Welt zurechtzufinden.

Kapitel 1: Eigensicherung – Was bedeutet das?

Eigensicherung ist ein zentraler Begriff in der Selbstverteidigung und Sicherheitslehre, der sich auf Maßnahmen und Strategien bezieht, die darauf abzielen, die eigene Sicherheit und Gesundheit in potenziell gefährlichen Situationen zu gewährleisten. Es geht darum, proaktiv zu handeln, um Risiken zu minimieren und sich vor möglichen Bedrohungen zu schützen. In diesem Kapitel werden wir die verschiedenen Aspekte der Eigensicherung genauer beleuchten und deren Bedeutung im Alltag erläutern.

Eigensicherung ist ein umfassender Begriff, der alle Maßnahmen beschreibt, die eine Person ergreift, um ihre eigene Sicherheit zu gewährleisten. Diese Maßnahmen sind sowohl physischer als auch psychologischer und strategischer Natur und können in verschiedenen Kontexten angewendet werden. Das Ziel der Eigensicherung ist es, potenzielle Bedrohungen zu erkennen, Risiken zu minimieren und im Bedarfsfall angemessen zu reagieren, um Verletzungen oder Schlimmeres zu vermeiden.

Physische Maßnahmen

Darüber hinaus kann die physische Eigensicherung auch die Anwendung von Selbstverteidigungstechniken umfassen. Dies geht über das bloße Erlernen von Kampfsportarten hinaus und schließt auch das Verständnis von Körpersprache, Abstand und Timing ein. In kritischen Situationen kann es entscheidend sein, zu wissen, wie man sich körperlich verteidigen oder im besten Fall einen Konflikt deeskalieren kann, ohne Gewalt anzuwenden.

Psychologische Maßnahmen

Psychologische Maßnahmen sind ebenso wichtig für die Eigensicherung. Diese Aspekte beinhalten die Entwicklung eines starken Situationsbewusstseins sowie die Fähigkeit, instinktiv auf potenzielle Gefahren zu reagieren. Situationsbewusstsein bedeutet, die eigene Umgebung aufmerksam zu beobachten und Veränderungen oder Auffälligkeiten schnell zu erkennen. Menschen, die in der Lage sind, ihre Umgebung aktiv wahrzunehmen, können Bedrohungen oft früher identifizieren und entsprechend handeln.

Es ist wichtig zu wissen, dass die eigene Sicherheit nicht vom Zufall abhängt.

Ein weiterer psychologischer Aspekt ist die Stärkung des Selbstbewusstseins. Personen, die sich sicher in ihrer Umgebung fühlen und Vertrauen in ihre Fähigkeiten haben, sind weniger anfällig für Angriffe. Selbstbewusstsein kann auch helfen, Bedrohungen durch die Körpersprache abzuwenden; eine aufrechte Haltung und ein selbstsicherer Gang können potenzielle Angreifer oft abschrecken.

Strategische Maßnahmen

Strategische Maßnahmen zur Eigensicherung umfassen die Planung und Vorbereitung auf mögliche Bedrohungen. Dies kann das Erstellen eines Notfallplans beinhalten, der festlegt, wie man im Falle eines Übergriffs oder einer anderen Gefahr reagieren sollte. Es ist wichtig, sich Gedanken über Fluchtwege zu machen, sichere Orte zu identifizieren und sich mit den Menschen in der Umgebung abzusprechen, um im Ernstfall schnell handeln zu können.

Dazu gehört beispielsweise auch die Wahl sicherer Wege oder das Vermeiden von gefährlichen Orten, insbesondere in der Nacht oder in isolierten Bereichen. Diese Maßnahmen können auch das Tragen von geeigneter Kleidung oder Ausrüstung umfassen, wie etwa das Tragen von Schuhen, die es ermöglichen, schnell zu flüchten, oder das Mitführen persönlicher Sicherheitsgeräte wie Pfefferspray oder Alarmgeräte.

Darüber hinaus ist es entscheidend, die rechtlichen Rahmenbedingungen der Eigensicherung zu kennen. Kenntnisse über die eigenen Rechte und Pflichten in Bezug auf Selbstverteidigung helfen, im Ernstfall angemessen und rechtlich korrekt zu handeln. Dies kann auch das Wissen über lokale Gesetze zum Tragen von Selbstverteidigungswaffen oder die Anwendung von Gewalt umfassen.

Besonders wichtig ist in diesem Zusammenhang auch, dass der Verteidiger sich nach moralischen Gesichtspunkten gerechtfertigt fühlt, sich zu verteidigen. Wenn sie denken dass sie im Recht sind werden sie in Gefahrensituationen erbittert kämpfen.

Bedeutung der Eigensicherung

Die Bedeutung der Eigensicherung kann nicht genug betont werden, insbesondere in einer Welt, in der Konflikte und gewalttätige Auseinandersetzungen leider alltäglich sind. Diese Realität erfordert ein Bewusstsein und eine aktive Auseinandersetzung mit der eigenen Sicherheit. Eigensicherung ist nicht nur eine Reaktion auf unmittelbare Bedrohungen, sondern eine proaktive Haltung, die darauf abzielt, potenzielle Gefahren frühzeitig zu erkennen und zu vermeiden.

Ein gutes Gefahrenbewusstsein und adäquate Möglichkeiten, sich in Übergrifs Situationen zu sch

Die Notwendigkeit der Eigensicherung

Das Bewusstsein für die eigene Sicherheit ist in der heutigen Zeit wichtiger denn je. Berichte über Gewaltverbrechen, Überfälle und andere sicherheitsrelevante Vorfälle sind in den Nachrichten allgegenwärtig. Diese Entwicklungen machen deutlich, dass jeder von uns potenziellen Risiken ausgesetzt ist, unabhängig von Geschlecht, Alter oder sozialen Umständen. Daher wird Eigensicherung zu einer grundlegenden Lebenskompetenz, die nicht nur für bestimmte Berufsgruppen, wie Sicherheitskräfte oder Polizisten, relevant ist, sondern für alle Menschen, die sich in ihrer Umgebung sicher fühlen möchten.

Risiken erkennen und vermeiden

Ein zentraler Aspekt der Eigensicherung ist die Fähigkeit, Risiken zu erkennen und zu vermeiden, bevor sie zu einer akuten Bedrohung werden. Dies erfordert eine ständige Wachsamkeit und Sensibilität für die eigene Umgebung. Oftmals gibt es frühzeitige Warnzeichen, die auf ein potenzielles Risiko hinweisen, sei es das Verhalten einer Person, die Umgebung selbst oder bestimmte Situationen, die ein Gefühl der Unsicherheit hervorrufen. Eine Person, die in der Lage ist, diese Warnzeichen zu identifizieren, hat eine deutlich höhere Chance, sich aus gefährlichen Situationen herauszuhalten.

Die Vermeidung gefährlicher Situationen kann auch durch strategische Entscheidungen beeinflusst werden. Dazu gehört die Wahl sicherer Routen, das Vermeiden von isolierten Gegenden und das Treffen von Vorkehrungen wie das Informieren von Freunden oder Familienmitgliedern über geplante Aktivitäten. Diese proaktiven Maßnahmen tragen dazu bei, das Risiko eines Übergriffs oder einer anderen Gefährdung zu minimieren.

Sensibilität für die Umgebung

Eine erhöhte Sensibilität für die eigene Umgebung ist oft der Schlüssel zur Vermeidung gefährlicher Situationen. Situationsbewusstsein bedeutet, auf Details zu achten, die andere vielleicht übersehen. Dazu gehört, auf ungewöhnliches Verhalten von Personen zu achten oder Veränderungen in der Umgebung wahrzunehmen, die Anlass zur Sorge geben könnten. Menschen, die sich ihrer Umgebung bewusst sind, können nicht nur potenzielle Gefahren besser erkennen, sondern auch schneller und angemessener reagieren, sollte es zu einer Bedrohung kommen.

Diese Sensibilität kann durch Training und Schulung verbessert werden. Selbstverteidigungskurse und Workshops zur Förderung des Situationsbewusstseins bieten wertvolle Werkzeuge und Techniken, um die persönliche Sicherheit zu erhöhen. Durch das Erlernen von Deeskalationstechniken und Kommunikationsstrategien können Menschen nicht nur lernen, Konflikte zu vermeiden, sondern auch, wie sie in kritischen Momenten ruhig und besonnen bleiben können.

Zusammenfassend lässt sich sagen, dass die Bedeutung der Eigensicherung in einer zunehmend unsicheren Welt nicht unterschätzt werden darf. Es ist entscheidend, sich nicht nur auf körperliche Verteidigung zu konzentrieren, sondern auch auf die Fähigkeit, Risiken zu erkennen und gefährliche Situationen zu vermeiden. Indem wir unsere Sensibilität für die Umgebung schärfen und proaktive Maßnahmen ergreifen, können wir unsere Sicherheit erheblich verbessern. Eigensicherung ist ein lebenslanges Lernen, das uns nicht nur schützt, sondern auch das Vertrauen in unsere Fähigkeiten stärkt, in herausfordernden Situationen angemessen zu handeln.

Elemente der Eigensicherung

Eigensicherung ist ein vielschichtiges Konzept, das mehrere essentielle Elemente umfasst, die zusammenwirken, um die persönliche Sicherheit zu erhöhen. Jedes dieser Elemente trägt entscheidend dazu bei, potenzielle Bedrohungen zu erkennen, zu vermeiden und im Notfall angemessen zu reagieren. Im Folgenden werden diese wesentlichen Elemente im Detail erläutert.

Situationsbewusstsein

Situationsbewusstsein ist die Grundlage der Eigensicherung und beschreibt die Fähigkeit, die Umgebung aufmerksam zu beobachten und Veränderungen oder Auffälligkeiten wahrzunehmen. Diese Fähigkeit ermöglicht es einer Person, potenzielle Gefahren frühzeitig zu erkennen und darauf zu reagieren, bevor sie zu einer akuten Bedrohung werden. Situationsbewusstsein umfasst verschiedene Aspekte:

- **Beobachtung der Umgebung:** Eine ständige und bewusste Wahrnehmung der Umgebung ist entscheidend. Dazu gehört das Achten auf Menschen, die sich ungewöhnlich verhalten, oder auf Umgebungsfaktoren, die auf eine gefährliche Situation hinweisen könnten, wie beispielsweise eine Gruppe von Personen, die aggressiv auftritt.

- **Erkennung von Verhaltensmustern:** Durch das Erkennen von Verhaltensmustern kann man potenzielle Risiken besser einschätzen. Beispielsweise kann das Verhalten einer Person, die wiederholt in der Nähe von Menschen mit wertvollen Gegenständen steht, ein Warnsignal sein.

- **Reaktion auf Veränderungen:** Situationsbewusstsein erfordert auch die Fähigkeit, schnell auf Veränderungen in der Umgebung zu reagieren. Dies kann das Verlassen eines Ortes oder das Suchen nach einem sicheren Rückzugsort umfassen, sobald ein potenzielles Risiko erkannt wird.

Präventive Maßnahmen

Präventive Maßnahmen sind Strategien, die darauf abzielen, gefährliche Situationen von vornherein zu vermeiden. Diese Maßnahmen sind oft das Resultat eines bewussten und informierten Entscheidungsprozesses. Zu den präventiven Maßnahmen gehören:

- **Wählen sicherer Routen:** Die Entscheidung, bestimmte Straßen oder Wege zu meiden, die als gefährlich oder isoliert gelten, kann das Risiko eines Übergriffs erheblich reduzieren. Es ist ratsam, gut beleuchtete und stark frequentierte Wege zu wählen, insbesondere in der Nacht.

- **Vermeiden von gefährlichen Orten:** Das Wissen um bestimmte Gegebenheiten in der Umgebung, wie Bars oder Viertel, die für ihre hohe Kriminalitätsrate bekannt sind, ist wichtig. Das bewusste Meiden solcher Orte erhöht die persönliche Sicherheit.

- **Planen von Fluchtwegen:** In jeder Umgebung sollte man sich im Voraus überlegen, wo sich Ausgänge oder sichere Rückzugsorte befinden. Im Falle einer Bedrohung kann dies entscheidend sein, um schnell und sicher zu fliehen.

Selbstverteidigung

Selbstverteidigung Techniken und Fähigkeiten, die helfen, sich im Falle eines Angriffs zu schützen.

Hier gilt: Weniger ist oft mehr. Techniken müssen einfach und schnell zu erlernen sein und am besten intuitiv auszuführen. Wenig Techniken möglichst oft wiederholen und das am besten unter Stress. Die Selbstverteidigung ist nicht nur physisch, sondern schließt auch verbale Deeskalation und Konfliktmanagement ein:

- **Physische Selbstverteidigung:** Dies beinhaltet das Erlernen von Kampfsporttechniken oder Selbstverteidigungssystemen, die helfen können, sich gegen Angriffe zu wehren. Dabei ist es wichtig, Techniken zu erlernen, die effektiv sind.

- **Verbale Deeskalation:** Oft kann eine Situation durch geschickte Kommunikation entschärft werden. Die Fähigkeit, Konflikte verbal zu lösen, ist eine wichtige Komponente der Selbstverteidigung. Dazu gehört das Verwenden beruhigender Sprache, das Vermeiden von Provokationen und das Angebot, die Situation zu klären.

- **Konfliktmanagement:** Neben der Selbstverteidigung ist es auch wichtig, Konflikte im Vorfeld zu vermeiden. Hierbei können Techniken zur Verhandlung und zur konstruktiven Kommunikation von Bedeutung sein.

Rechtliche Kenntnisse

Ein weiterer zentraler Aspekt der Eigensicherung sind rechtliche Kenntnisse. Diese betreffen das Verständnis der eigenen Rechte sowie der gesetzlichen Rahmenbedingungen im Zusammenhang mit Selbstverteidigung:

- **Kenntnis der eigenen Rechte:** Es ist wichtig zu wissen, welche Rechte man in Bezug auf Selbstverteidigung hat. Dazu gehört das Wissen darüber, in welchen Situationen man das Recht hat, sich zu verteidigen und welche Maßnahmen als angemessen gelten.

- **Gesetzliche Rahmenbedingungen:** Das Verständnis der lokalen Gesetze zu Waffenbesitz, Selbstverteidigung und Notwehr kann helfen, im Ernstfall rechtlich korrekt zu handeln. Missverständnisse in diesen Bereichen können schwerwiegende rechtliche Konsequenzen haben.

Die verschiedenen Elemente der Eigensicherung – Situationsbewusstsein, präventive Maßnahmen, Selbstverteidigung und rechtliche Kenntnisse bilden zusammen ein umfassendes Konzept, das es Individuen ermöglicht, ihre Sicherheit in einer potenziell gefährlichen Welt zu erhöhen. Durch das Verständnis und die Anwendung dieser Elemente kann jeder lernen, sich selbst besser zu schützen und in kritischen Situationen angemessen zu reagieren.

1.4. Praktische Tipps zur Eigensicherung

Um die eigene Sicherheit zu gewährleisten, ist es wichtig, proaktive Schritte zu unternehmen, die helfen, potenzielle Risiken zu minimieren und im Ernstfall schnell zu reagieren. Im Folgenden werden die genannten Tipps genauer erläutert:

Bleiben Sie aufmerksam

Ablenkungen vermeiden: In einer Welt, die von ständigen Unterbrechungen und Ablenkungen geprägt ist, ist es entscheidend, die eigene Umgebung im Blick zu behalten. Das Starren auf ein Handy, insbesondere in öffentlichen Verkehrsmitteln oder an belebten Orten, kann gefährlich sein, da es die Wahrnehmung von potenziellen Bedrohungen einschränkt. Es ist ratsam, das Handy in der Tasche zu lassen oder nur in sicheren Momenten zu nutzen.

Bewusstes Umfeld scannen: Trainieren Sie, regelmäßig einen Blick auf Ihre Umgebung zu werfen. Achten Sie auf Menschen, die sich auffällig verhalten, oder auf Situationen, die ungewöhnlich erscheinen.

Dies kann Ihnen helfen, frühzeitig potenzielle Gefahren zu erkennen und angemessen zu reagieren.

Vertrauen Sie Ihrem Instinkt

Intuition als Leitfaden: Ihr Bauchgefühl ist oft ein wertvoller Indikator für mögliche Gefahren. Wenn Sie das Gefühl haben, dass etwas nicht stimmt – sei es das Verhalten einer Person oder die Atmosphäre eines Ortes – sollten Sie diesem Gefühl Vertrauen schenken.

Handeln Sie schnell: Wenn Sie sich unwohl fühlen, zögern Sie nicht, die Situation zu verlassen. Dies könnte bedeuten, in eine andere Richtung zu gehen, eine belebte Straße zu wählen oder sogar Hilfe von anderen Passanten zu suchen. Es ist besser, auf der sicheren Seite zu sein, als sich in eine potenziell gefährliche Situation zu bringen.

Schulung

Selbstverteidigungskurse: Das Erlernen von Selbstverteidigungstechniken kann nicht nur Ihre körperlichen Fähigkeiten verbessern, sondern auch Ihr Selbstbewusstsein stärken. Diese Kurse lehren sie, wie Sie sich effektiv verteidigen können, und vermitteln Ihnen Strategien zur Deeskalation von Konflikten.

Regelmäßiges Training: Es reicht nicht aus, nur einmal einen Kurs zu besuchen. Regelmäßiges

Training hilft, die erlernten Techniken zu festigen und in einer stressigen Situation schneller abrufen zu können. Viele Kampfsportarten fördern auch Disziplin und mentale Stärke, was in gefährlichen Situationen von Vorteil sein kann.

Netzwerk

Kommunikation mit Freunden und Familie: Informieren Sie Ihre vertrauten Personen über Ihre Pläne, insbesondere wenn Sie alleine unterwegs sind oder in unbekannte Gegenden reisen. Teilen Sie mit, wo Sie sind und wann Sie voraussichtlich zurückkehren. Dies kann dazu beitragen, dass im Falle eines Problems schnell Hilfe mobilisiert werden kann.

Sicherheitscheck-Apps und -Funktionen: Nutzen Sie Technologien, die Ihnen helfen, sicherer zu bleiben. Es gibt Apps, die es Ihnen ermöglichen, Ihren Standort mit Freunden oder Familienmitgliedern zu teilen oder die im Notfall Alarm schlagen können. Diese Tools bieten eine zusätzliche Sicherheitsebene und können in kritischen Situationen sehr hilfreich sein.

Die Sicherheit ist ein umfassendes Thema, das sowohl die körperliche als auch die psychische Dimension umfasst. Durch das Praktizieren von Aufmerksamkeit, das Vertrauen auf den eigenen Instinkt, die Teilnahme an Schulungen und den Aufbau eines unterstützenden Netzwerks können Sie Ihre persönliche Sicherheit erheblich verbessern. Es ist wichtig, aktiv zu bleiben und nicht nur auf die schlimmsten Szenarien zu warten, sondern sich kontinuierlich auf mögliche Herausforderungen vorzubereiten.

Fazit

Das erste Kapitel über Eigensicherung bietet eine umfassende und vielschichtige Betrachtung eines zentralen Themas in der Selbstverteidigung und Sicherheitslehre. Eigensicherung wird als entscheidende Lebenskompetenz dargestellt, die jedem Einzelnen hilft, in einer zunehmend unsicheren Welt proaktiv für seine eigene Sicherheit zu sorgen. Durch die systematische Analyse von physikalischen, psychologischen und strategischen Maßnahmen wird deutlich, dass Eigensicherung weit über bloße Selbstverteidigungstechniken hinausgeht.

Zunächst wird die Definition der Eigensicherung dargelegt, die sowohl physische als auch psychologische Aspekte umfasst. Physikalische Maßnahmen umfassen die Wahl von sicheren Routen, die Vermeidung gefährlicher Orte sowie das Tragen geeigneter Kleidung oder Sicherheitsgeräte. Die psychologischen Komponenten wie

Situationsbewusstsein und Selbstbewusstsein sind ebenso wichtig, da sie helfen, potenzielle Gefahren frühzeitig zu erkennen und instinktiv darauf zu reagieren. Strategische Maßnahmen, wie das Erstellen eines Notfallplans oder das Wissen um rechtliche Rahmenbedingungen, runden das Konzept ab und zeigen, dass Eigensicherung eine bewusste und informierte Herangehensweise erfordert.

Ein weiterer zentraler Punkt des Kapitels ist die Bedeutung von Eigensicherung in der heutigen Gesellschaft. Angesichts der realen Bedrohungen und der häufigen Berichterstattung über Gewaltverbrechen wird deutlich, dass jeder Mensch, unabhängig von Geschlecht, Alter oder sozialer Herkunft, potenziellen Risiken ausgesetzt ist. Daher wird Eigensicherung als grundlegende Lebenskompetenz angesehen, die jeder erlernen sollte, um sich in seiner Umgebung sicherer zu fühlen.

Die Elemente der Eigensicherung – Situationsbewusstsein, präventive Maßnahmen, Selbstverteidigung und rechtliche Kenntnisse – werden detailliert erläutert und verdeutlichen, dass ein ganzheitlicher Ansatz notwendig ist, um die persönliche Sicherheit zu erhöhen. Praktische Tipps zur Eigensicherung, wie das Vermeiden von Ablenkungen, das Vertrauen auf den eigenen Instinkt, die Teilnahme an Selbstverteidigungskursen und der

Aufbau eines unterstützenden Netzwerks, liefern konkrete Handlungsempfehlungen, um die eigene Sicherheit im Alltag zu verbessern.

Zusammenfassend lässt sich sagen, dass die Eigensicherung nicht nur eine Reaktion auf akute Bedrohungen ist, sondern eine proaktive Haltung, die es den Menschen ermöglicht, potenzielle Gefahren frühzeitig zu erkennen und zu vermeiden. Das Kapitel vermittelt die Botschaft, dass Eigensicherung ein lebenslanger Lernprozess ist, der sowohl das Vertrauen in die eigenen Fähigkeiten stärkt als auch die Handlungskompetenz in kritischen Situationen verbessert. Die Kombination aus aufmerksamem Handeln, präventiven Strategien und dem Erlernen spezifischer Techniken stellt sicher, dass jeder in der Lage ist, sich selbst zu schützen und in herausfordernden Situationen angemessen zu reagieren.

Kapitel 2: Was ist Gewalt? Gewalt im schulischen Kontext

Gewalt ist ein vielschichtiges und komplexes Phänomen, das in verschiedenen Formen und Kontexten auftreten kann. Im schulischen Umfeld hat Gewalt besondere Relevanz, da Schulen als zentrale Orte der sozialen Interaktion und Bildung fungieren. Gewalt in Schulen kann unterschiedliche Dimensionen annehmen, die sich sowohl auf die physische als auch auf die psychische Integrität von Schülern, Lehrern und dem gesamten schulischen Umfeld auswirken. In diesem Kapitel werden wir uns eingehend mit der Definition von Gewalt, den verschiedenen Formen, den Ursachen, den Folgen und vor allem den Maßnahmen zur Prävention und Intervention im schulischen Kontext beschäftigen.

Gewalt wird häufig als die absichtliche Anwendung von physischer Kraft oder Macht verstanden, die gegen eine Person oder eine Gruppe gerichtet ist und zu Verletzungen, Schäden oder psychischem Leid führen kann. Die Weltgesundheitsorganisation (WHO) definiert Gewalt als "der absichtliche Einsatz von physischer Kraft oder Macht, gegen sich selbst, gegen andere oder gegen eine Gruppe oder

Gemeinschaft, der wahrscheinlich zu Verletzungen, Tod, psychischem Schaden, schlechter Entwicklung oder Deprivation führt".

Formen von Gewalt

Gewalt kann in unterschiedlichen Formen auftreten:

1. **Physische Gewalt**: Umfasst direkte körperliche Angriffe, Schläge, Tritte oder andere Formen von physischer Aggression, die zu körperlichen Verletzungen führen können.

2. **Psychische Gewalt**: Beinhaltet emotionale Misshandlungen, wie Mobbing, Bedrohungen oder das Verbreiten von Gerüchten. Diese Form der Gewalt kann langfristige psychische Schäden verursachen und das Selbstwertgefühl der Betroffenen erheblich beeinträchtigen.

3. **Sexuelle Gewalt**: Umfasst unerwünschte sexuelle Annäherungen, sexuelle Belästigung oder Übergriffe. Diese Form der Gewalt ist in Schulen oft ein Tabuthema, jedoch von großer Bedeutung.

4. **Strukturelle Gewalt**: Bezieht sich auf gesellschaftliche und institutionelle Strukturen, die Ungerechtigkeit und Diskriminierung fördern. Dies kann sich in der Schulpolitik,

dem Lehrplan oder im Umgang mit verschiedenen Schülergruppen äußern.

5. **Cybergewalt**: Mit der Zunahme der Digitalisierung hat auch die Gewalt im digitalen Raum zugenommen. Cybermobbing, das Verbreiten von beleidigenden Inhalten oder die Nutzung von sozialen Medien zur Diffamierung von Mitschülern sind Beispiele für diese Form der Gewalt.

Gewalt im schulischen Kontext

Im schulischen Kontext sind die Formen der Gewalt oft miteinander verknüpft. Physische Gewalt kann aus Mobbing resultieren, und psychische Gewalt kann durch Cybermobbing verstärkt werden. Daher ist es wichtig, die verschiedenen Dimensionen von Gewalt zu verstehen, um sie effektiv zu bekämpfen.

Ursachen von Gewalt in Schulen

Die Ursachen für Gewalt in Schulen sind vielfältig und können sowohl individueller als auch gesellschaftlicher Natur sein.

Individuelle Faktoren

1. **Persönliche Hintergründe**: Schüler, die in einem gewalttätigen Umfeld aufwachsen, sei es in der Familie oder im Wohnumfeld, haben

möglicherweise ein höheres Risiko, selbst gewalttätig zu werden oder Opfer von Gewalt zu werden.

2. **Psychische Erkrankungen**: Störungen wie ADHS, Depressionen oder Angststörungen können das Verhalten von Schülern beeinflussen und sie anfälliger für Gewalt machen.

3. **Soziale Kompetenzen**: Ein Mangel an sozialen Fähigkeiten, wie Empathie, Konfliktlösung oder Kommunikationsfähigkeit, kann dazu führen, dass Schüler gewalttätiges Verhalten als Lösung für Konflikte betrachten.

Soziale Faktoren

1. **Schulklima**: Ein negatives Schulklima, das von Angst, Misstrauen und einem Mangel an Unterstützung geprägt ist, kann Gewalt begünstigen. Schulen, in denen Schüler das Gefühl haben, dass ihre Anliegen nicht ernst genommen werden, sind anfälliger für Gewalt.

2. **Gruppenzwang**: Der Druck, sich einer Gruppe anzupassen, kann Schüler dazu bringen, gewalttätiges Verhalten zu zeigen, um Anerkennung zu finden oder nicht ausgeschlossen zu werden.

3. **Kulturelle Einflüsse**: In einigen Kulturen oder sozialen Gruppen kann Gewalt als akzeptables Mittel zur Konfliktlösung angesehen werden, was sich in den Verhaltensweisen der Schüler widerspiegeln kann.

4. **Medien**: Die Darstellung von Gewalt in Medien, einschließlich Filmen, Videospielen und sozialen Netzwerken, kann das Gewaltverständnis von Schülern beeinflussen und die Akzeptanz von Gewalt in ihrer eigenen Lebenswelt fördern.

Fazit

Das Fazit zu Kapitel 2, das sich mit dem Thema „Gewalt im schulischen Kontext" beschäftigt, verdeutlicht die Komplexität und Vielschichtigkeit des Phänomens Gewalt, insbesondere in Bildungsinstitutionen. Gewalt ist nicht nur ein individuelles Problem, sondern ein gesellschaftliches, das verschiedene Dimensionen und Formen annimmt und sowohl Schüler als auch Lehrer und die gesamte Schulgemeinschaft betrifft.

Zunächst wird die Definition von Gewalt umfassend erörtert. Gewalt wird als bewusste Anwendung von physischer Kraft oder Macht verstanden, die zu Verletzungen, psychischem Leid oder sogar zum Tod führen kann. Diese Definition, die von der

Weltgesundheitsorganisation (WHO) übernommen wird, legt den Grundstein für das Verständnis der verschiedenen gewalttätigen Handlungen, die in Schulen auftreten können. Die Identifikation der unterschiedlichen Formen von Gewalt – physische, psychische, sexuelle, strukturelle und Cybergewalt – ermöglicht ein differenziertes Bild der Problematik. Diese Kategorisierung ist entscheidend, da viele dieser Formen miteinander verknüpft sind und sich gegenseitig verstärken können. Beispielsweise kann Mobbing, eine Form psychischer Gewalt, zu physischer Gewalt führen, während Cybermobbing die psychische Belastung der Betroffenen zusätzlich erhöhen kann.

Ein zentrales Anliegen des Kapitels ist die Analyse der Ursachen von Gewalt in Schulen. Diese Ursachen sind sowohl individueller als auch sozialer Natur. Individuelle Faktoren wie persönliche Hintergründe, psychische Erkrankungen und soziale Kompetenzen sind entscheidend, um zu verstehen, warum einige Schüler gewalttätig werden oder Opfer von Gewalt werden. Gleichzeitig spielen soziale Faktoren wie das Schulklima, Gruppenzwang, kulturelle Einflüsse und die Darstellung von Gewalt in den Medien eine erhebliche Rolle. Ein negatives Schulklima, das durch Angst und Misstrauen geprägt ist, kann als Nährboden für gewalttätiges Verhalten dienen. Der Druck, sich einer Gruppe anzupassen, sowie kulturelle Normen, die Gewalt als akzeptabel ansehen, tragen ebenfalls dazu bei, dass Gewalt in Schulen ein ernsthaftes Problem darstellt.

Zusammenfassend lässt sich sagen, dass Gewalt im schulischen Kontext ein vielschichtiges Phänomen ist, das dringend angegangen werden muss. Um Gewalt effektiv zu bekämpfen, ist es notwendig, die verschiedenen Formen und Ursachen zu verstehen und sowohl präventive als auch interventionistische Maßnahmen zu entwickeln. Die Analyse in Kapitel 2 zeigt, dass es nicht nur um die Bekämpfung von Gewalt an sich geht, sondern auch um die Schaffung eines positiven und unterstützenden Schulklimas, in dem Schüler sich sicher fühlen und Konflikte gewaltfrei gelöst werden können. Eine umfassende Strategie, die sowohl individuelle als auch soziale Dimensionen berücksichtigt, ist unerlässlich, um das Problem der Gewalt in Schulen nachhaltig zu adressieren und ein sicheres Lernumfeld für alle Beteiligten zu fördern.

Kapitel 3: Folgen von Gewalt in Schulen

Die Auswirkungen von Gewalt in Schulen sind gravierend und betreffen sowohl die unmittelbaren Opfer als auch die gesamte Schulgemeinschaft.

Folgen für die Opfer

1. **Physische Verletzungen**: Opfer physischer Gewalt können körperliche Verletzungen davontragen, die von leichten Prellungen bis hin zu schweren Verletzungen reichen.

2. **Psychische Auswirkungen**: Opfer von Gewalt leiden häufig unter Angstzuständen, Depressionen, einem niedrigen Selbstwertgefühl und posttraumatischen Belastungsstörungen. Diese psychischen Folgen können langfristige Auswirkungen auf die Lebensqualität und die akademische Leistung haben.

3. **Akademische Beeinträchtigungen**: Gewalt kann das Lernen und die schulische Leistung der Opfer erheblich beeinträchtigen. Sie können Schwierigkeiten haben, sich zu konzentrieren, und neigen dazu, die Schule zu

meiden, was zu einem erhöhten Risiko des Schulabbruchs führt.

Folgen für die Täter

1. **Rechtliche Konsequenzen**: Schüler, die gewalttätig sind, können mit rechtlichen Konsequenzen konfrontiert werden, die von Schulverweisen bis hin zu strafrechtlicher Verfolgung reichen können.

2. **Soziale Isolation**: Gewalttätiges Verhalten kann dazu führen, dass Täter von ihren Mitschülern isoliert werden, was zu weiteren psychischen Problemen führen kann.

3. **Langfristige Verhaltensauffälligkeiten**: Studien zeigen, dass Schüler, die in der Schule gewalttätig sind, ein höheres Risiko haben, auch im Erwachsenenleben gewalttätiges Verhalten zu zeigen oder in kriminelle Aktivitäten verwickelt zu werden.

Folgen für die Schulgemeinschaft

1. **Negatives Schulklima**: Gewalt kann das gesamte Schulklima negativ beeinflussen und ein Gefühl von Unsicherheit und Angst verbreiten. Dies kann dazu führen, dass Schüler und Lehrer sich unwohl fühlen und

weniger bereit sind, sich aktiv am Schulleben zu beteiligen.

2. **Ruf der Schule**: Schulen, die für hohe Gewaltzahlen bekannt sind, können Schwierigkeiten haben, Schüler zu gewinnen und Eltern davon zu überzeugen, ihre Kinder dort anzumelden. Dies kann langfristige Auswirkungen auf die Ressourcen und die Unterstützung der Schule haben.

3. **Erhöhte Kosten**: Die Prävention und Intervention von Gewalt in Schulen können erhebliche Kosten verursachen. Dies umfasst sowohl finanzielle Mittel für Programme zur Gewaltprävention als auch die Kosten, die durch rechtliche Auseinandersetzungen oder medizinische Behandlungen von Opfern entstehen können.

Fazit

Kapitel 3 des vorliegenden Textes beleuchtet die gravierenden und vielschichtigen Folgen von Gewalt in Schulen, die nicht nur die direkten Opfer, sondern auch die Täter und die gesamte Schulgemeinschaft betreffen. Die unterschiedlichen Dimensionen dieser Auswirkungen verdeutlichen, wie tiefgreifend Gewalt das schulische Umfeld beeinflussen kann und wie wichtig es ist, diesem Problem mit einer umfassenden Strategie zu begegnen.

Zunächst wird deutlich, dass die Folgen für die Opfer von Gewalt erheblich sind. Physische Verletzungen, die von leichten Prellungen bis zu schweren Verletzungen reichen, sind oft die sichtbaren Folgen von Gewalt. Darüber hinaus haben die psychischen Konsequenzen der Gewaltanwendung weitreichende Auswirkungen auf das Leben der Opfer. Angstzustände, Depressionen, ein niedriges Selbstwertgefühl und posttraumatische Belastungsstörungen sind häufige Begleiterscheinungen, die nicht nur die gegenwärtige Lebensqualität der Opfer beeinträchtigen, sondern auch ihre zukünftigen Chancen auf ein erfülltes Leben und eine erfolgreiche akademische Laufbahn. Die akademischen Beeinträchtigungen, die durch Gewalt entstehen, sind alarmierend. Schüler, die Gewalt erfahren haben, zeigen häufig Schwierigkeiten in der Konzentration und neigen dazu, die Schule zu meiden, was das Risiko eines Schulabbruchs erhöht. Diese Faktoren unterstreichen die Dringlichkeit, Gewalt in Schulen zu verhindern und betroffenen Schülern rechtzeitig Unterstützung zukommen zu lassen.

Die Folgen für die Täter sind ebenso besorgniserregend. Rechtliche Konsequenzen können von Schulverweisen bis hin zu strafrechtlichen Verfolgungen reichen, was nicht nur unmittelbare Auswirkungen auf die schulische Laufbahn hat, sondern auch langfristige Perspektiven der Täter gefährdet. Die soziale Isolation, die oft mit gewalttätigem Verhalten einhergeht, kann dazu führen, dass die Täter in ein Teufelskreis von weiteren psychischen Problemen geraten. Langfristig zeigen Studien, dass Schüler, die in der Schule gewalttätig sind, ein höheres Risiko haben, auch im Erwachsenenleben gewalttätiges Verhalten zu zeigen oder in kriminelle Aktivitäten verwickelt zu werden. Dies wirft die Frage auf, wie wichtig es ist, präventive Maßnahmen zu ergreifen, um nicht nur die Opfer, sondern auch die Täter zu unterstützen und zu rehabilitieren, bevor sie sich in eine kriminelle Laufbahn begeben.

Die Auswirkungen von Gewalt in Schulen beschränken sich jedoch nicht auf die individuellen Ebenen von Opfern und Tätern. Die gesamte Schulgemeinschaft leidet unter den Folgen. Ein negatives Schulklima, geprägt von Unsicherheit und Angst, kann die Motivation und das Engagement sowohl von Schülern als auch von Lehrern erheblich beeinträchtigen. Dies führt zu einer Abnahme der aktiven Teilnahme am Schulleben und kann die Qualität des Unterrichts und der schulischen Erfahrungen insgesamt mindern. Der Ruf einer

Schule, die für hohe Gewaltzahlen bekannt ist, kann katastrophale Folgen haben, da sie Schwierigkeiten hat, neue Schüler zu gewinnen und Eltern zu überzeugen, ihre Kinder dort anzumelden. Langfristig kann dies die Ressourcen und die Unterstützung der Schule erheblich beeinträchtigen, was die gesamte Schulgemeinschaft schwächt. Zudem entstehen durch die Prävention und Intervention von Gewalt in Schulen erhebliche Kosten, die sowohl finanzielle Mittel für Programme zur Gewaltprävention und rechtliche Auseinandersetzungen umfassen.

Zusammenfassend lässt sich sagen, dass die Folgen von Gewalt in Schulen weitreichend und komplex sind. Die Auswirkungen auf die Opfer, die Täter und die gesamte Schulgemeinschaft erfordern ein umfassendes und koordiniertes Vorgehen, um die verschiedenen Dimensionen der Problematik zu adressieren. Die Erkenntnisse aus Kapitel 3 verdeutlichen die Dringlichkeit, Gewalt in Schulen nicht nur als isoliertes Problem zu betrachten, sondern als einen vielschichtigen Prozess, der sowohl individuelle als auch kollektive Interventionen erfordert. Eine proaktive Herangehensweise, die sowohl präventive als auch rehabilitative Maßnahmen umfasst, ist unerlässlich, um ein sicheres und unterstützendes Lernumfeld für alle Beteiligten zu schaffen.

Kapitel 4: Präventions- und Interventionsstrategien

Die Bekämpfung von Gewalt in Schulen erfordert einen ganzheitlichen Ansatz, der sowohl präventive als auch intervenierende Maßnahmen umfasst. In diesem Kontext ist es entscheidend, ein umfassendes Gewaltschutz- und Präventionskonzept zu etablieren, das auf die besonderen Bedürfnisse und Herausforderungen im schulischen Umfeld abgestimmt ist. Während Kapitel 4 die wesentlichen Präventions- und Interventionsstrategien behandelt, erweitert Kapitel 9 diese Perspektive um spezifische Ansätze zur Gewaltprävention.

Grundlagen der Gewaltprävention

Ein zentraler Aspekt der Gewaltprävention in Schulen ist die umfassende Aufklärung über die weitreichenden und oft tiefgreifenden Folgen von Gewalt für alle Beteiligten. Gewalt betrifft nicht nur die unmittelbaren Akteure, sondern hat auch weitreichende Auswirkungen auf das soziale Umfeld, die Gemeinschaft und das zukünftige Leben aller Betroffenen. Sowohl Täter als auch Opfer erleben die Folgen von Gewalt in unterschiedlicher Weise, und es ist von entscheidender Bedeutung, dass Schüler,

Lehrer und Eltern sich dieser Dynamiken bewusst sind.

Für Täter kann gewalttätiges Verhalten langfristige Konsequenzen haben, die sich auf verschiedene Lebensbereiche erstrecken. Diese können sowohl rechtliche als auch soziale Dimensionen umfassen. Viele Täter sehen sich mit Maßnahmen konfrontiert, die von Schuldisziplinarmaßnahmen bis hin zu strafrechtlichen Verfolgungen reichen können. Solche Konsequenzen können nicht nur das schulische Umfeld, sondern auch die beruflichen Perspektiven und sozialen Beziehungen der Täter erheblich beeinträchtigen. Zudem können die psychologischen Folgen, wie Schuld- und Schamgefühle oder eine verstärkte Aggressivität, das zukünftige Verhalten und die Interaktionen mit anderen Menschen negativ beeinflussen.

Opfer von Gewalt hingegen sind häufig mit einer Vielzahl von emotionalen und psychischen Herausforderungen konfrontiert. Sie können unter Angstzuständen, Depressionen oder posttraumatischen Belastungsstörungen leiden, was sich negativ auf ihr Selbstwertgefühl und ihre soziale Integration auswirken kann. Oft ziehen sich Opfer in sich zurück, was zu Isolation und einem Verlust von sozialen Kontakten führen kann. Diese emotionalen Wunden sind nicht nur kurzfristig, sondern können auch langfristige Auswirkungen auf das Leben der Betroffenen haben, indem sie ihre schulische und berufliche Entwicklung behindern und zu einem fortdauernden Gefühl von Unsicherheit und Verletzlichkeit führen.

Um die Schwere dieser Auswirkungen zu verdeutlichen, sollte die Aufklärung über Gewalt als integraler Bestandteil des Unterrichts betrachtet werden. Schulen sollten Programme entwickeln, die nicht nur die Symptome, sondern auch die Ursachen von Gewalt thematisieren. Diese Aufklärung kann in Form von Workshops, Gesprächsrunden und Projekten erfolgen, in denen Schüler aktiv in die Diskussion einbezogen werden. Solche Formate ermöglichen es, ein besseres Verständnis für die gravierenden und oft komplexen Folgen von Gewalt zu schaffen. Durch den Austausch persönlicher Erfahrungen und die Auseinandersetzung mit verschiedenen Perspektiven können Empathie und Mitgefühl gefördert werden, was letztlich zu einer Kultur des Respekts und der Gewaltfreiheit beiträgt.

Zusätzlich sollten Schulen auch externe Experten, wie zum Beispiel Psychologen, Sozialarbeiter und weitere, in diese Aufklärungsangebote einbinden, um den Schülern eine fundierte Perspektive auf die emotionalen und sozialen Folgen von Gewalt zu bieten. Solche Fachleute können wertvolle Einblicke in die psychologischen Mechanismen geben, die sowohl hinter gewalttätigem Verhalten als auch hinter den Reaktionen der Opfer stehen.

Insgesamt ist die Aufklärung über die weitreichenden Folgen von Gewalt nicht nur eine präventive Maßnahme, sondern auch ein wichtiger Schritt zur Förderung eines respektvollen und unterstützenden Schulklimas, in dem alle Schüler die Möglichkeit haben, sicher und ohne Angst vor Gewalt zu lernen und zu wachsen.

Resilienz- und Schutzfaktoren

Trotz der Vielzahl an Risikofaktoren, die im Leben von Kindern und Jugendlichen auftreten können, entwickeln nicht alle diesen negativen Verlauf. Es gibt verschiedene Resilienzfaktoren, die in der Lage sind, diese negativen Einflüsse zu mildern oder sogar vollständig zu neutralisieren. Resilienz bezeichnet die Fähigkeit, sich von Rückschlägen zu erholen und sich an schwierige Lebensumstände anzupassen. Diese Fähigkeit ist entscheidend, um das Risiko von gewalttätigem Verhalten zu verringern und ein gesundes, erfülltes Leben zu führen.

Ein wesentlicher Resilienzfaktor ist die Schaffung sicherer Bindungen und positiver Beziehungen zu Bezugspersonen. Diese Bindungen sind von fundamentaler Bedeutung für die emotionale und soziale Entwicklung von Kindern. Kinder, die in einem stabilen und unterstützenden Umfeld aufwachsen, in dem sie sich geliebt und akzeptiert fühlen, entwickeln ein starkes Gefühl von Sicherheit und Selbstwert. Diese positive Grundhaltung ermöglicht es ihnen, Herausforderungen mit mehr Zuversicht und weniger Angst zu begegnen. Bezugspersonen, wie Eltern, Lehrer oder Mentoren, spielen hierbei eine entscheidende Rolle. Sie bieten nicht nur emotionale Unterstützung, sondern auch Anleitung und Orientierung, die für die Bewältigung von Lebenskrisen unerlässlich sind.

Darüber hinaus ist die wertschätzende Zuwendung von großer Bedeutung. Kinder, die regelmäßig Anerkennung und positive Rückmeldungen erhalten, entwickeln ein gesundes Selbstbild und ein starkes Gefühl der Zugehörigkeit. Diese Wertschätzung fördert die Entwicklung von Mitgefühl und Empathie, da Kinder lernen, die Gefühle und Bedürfnisse anderer zu erkennen und zu respektieren. Wenn sie die Bedeutung von Freundlichkeit und Rücksichtnahme vermittelt bekommen, sind sie eher geneigt, gewalttätiges Verhalten abzulehnen und konstruktive Konfliktlösungsstrategien zu entwickeln.

Positive Vorbilder sind ein weiterer wesentlicher Bestandteil der Resilienzförderung. Kinder orientieren sich an den Verhaltensweisen von Erwachsenen und

Gleichaltrigen. Wenn sie Zeugen von positiven Interaktionen, respektvollem Umgang und gewaltfreier Konfliktlösung werden, können sie diese Verhaltensweisen in ihr eigenes Leben integrieren. Vorbilder, die Werte wie Toleranz, Fairness und Empathie vorleben, tragen erheblich dazu bei, dass Kinder ähnliche Werte entwickeln und gewalttätiges Verhalten als unakzeptabel erachten.

Zusammenfassend lässt sich sagen, dass die Förderung von Resilienzfaktoren in der Kindheit entscheidend ist, um die negativen Auswirkungen von Risikofaktoren zu kompensieren. Durch die Schaffung sicherer Bindungen, die Bereitstellung wertschätzender Zuwendung und das Vorleben positiver Verhaltensweisen können wir dazu beitragen, dass Kinder nicht nur Herausforderungen besser bewältigen, sondern auch in der Lage sind, gesunde, respektvolle Beziehungen zu anderen aufzubauen. Dies ist eine wesentliche Voraussetzung, um ein Umfeld zu schaffen, in dem Gewalt keinen Platz hat und in dem Kinder die Fähigkeiten entwickeln, die sie benötigen, um in ihrer emotionalen und sozialen Entwicklung zu gedeihen.

Präventionsstrategien

Positive Schulklima-Förderung

Ein zentrales Element der Gewaltprävention in Schulen ist die Förderung eines positiven Schulklimas. Schulen sollten aktiv daran arbeiten, ein unterstützendes und respektvolles Umfeld zu schaffen, in dem sich alle Schüler sicher und wohl fühlen. Dies bedeutet, dass Gewalt in jeglicher Form nicht toleriert wird und dass es klare Verhaltensrichtlinien gibt, die von allen Mitgliedern der Schulgemeinschaft anerkannt und respektiert werden. Um dies zu erreichen, sollten Schulen ein umfassendes Konzept entwickeln, das sowohl präventive Maßnahmen als auch Interventionsstrategien umfasst.

Die Entwicklung und Implementierung klarer Verhaltensrichtlinien ist entscheidend. Diese Richtlinien sollten spezifische Erwartungen an das Verhalten der Schüler festlegen und gleichzeitig die Konsequenzen bei Verstößen transparent machen. Zudem ist es wichtig, dass diese Richtlinien in einem partizipativen Prozess gemeinsam mit Schülern, Lehrern und Eltern erarbeitet werden, um ein Gefühl der Eigenverantwortung und des Engagements innerhalb der Schulgemeinschaft zu fördern.

Zusätzlich zur Festlegung von Verhaltensnormen ist die Förderung von Werten wie Respekt, Empathie und Toleranz von zentraler Bedeutung. Schulen können dies durch verschiedene Programme und Aktivitäten unterstützen, wie zum Beispiel durch Workshops, Projekte zur sozialen Verantwortung oder durch die Implementierung von Peer-Mediationsprogrammen, in denen Schüler lernen, Konflikte gewaltfrei zu lösen. Solche Initiativen tragen nicht nur zur Schaffung eines positiven Schulklimas bei, sondern fördern auch die sozialen Fähigkeiten der Schüler und deren Fähigkeit, empathisch mit anderen umzugehen.

Aufklärung über Gewalt

Ein weiterer wichtiger Aspekt der Gewaltprävention ist die umfassende Aufklärung über verschiedene Formen von Gewalt. Präventionsprogramme sollten darauf abzielen, Schüler, Lehrer und Eltern über die unterschiedlichen Facetten von Gewalt aufzuklären, einschließlich physischer, psychischer und emotionaler Gewalt sowie Cybermobbing. Diese Aufklärung sollte nicht nur die Definition von Gewalt und deren Auswirkungen umfassen, sondern auch präventive Maßnahmen und Strategien zur Gewaltvermeidung vermitteln.

Schulen können Workshops und Informationsveranstaltungen anbieten, in denen Experten eingeladen werden, um über diese Themen zu sprechen und praktische Werkzeuge zur

Verfügung zu stellen, die den Teilnehmern helfen, Gewalt zu erkennen und zu verhindern. Zudem können Rollenspiele und Gruppendiskussionen durchgeführt werden, um den Schülern zu ermöglichen, sich aktiv mit der Thematik auseinanderzusetzen und ihre eigenen Erfahrungen und Perspektiven einzubringen. Auf diese Weise wird ein Raum geschaffen, in dem Schüler lernen, wie sie sich selbst und andere schützen können, und wie wichtig es ist, Hilfsangebote in Anspruch zu nehmen.

Einbindung der Eltern

Die aktive Einbindung der Eltern in die Präventionsarbeit ist unerlässlich, um eine gemeinsame Haltung gegenüber Gewalt in der Schule zu entwickeln und auch zu zeigen. Eltern spielen eine entscheidende Rolle im Leben ihrer Kinder und können maßgeblich dazu beitragen, ein positives Verhalten zu fördern und gewaltfreies Handeln zu unterstützen. Schulen sollten daher gezielte Maßnahmen ergreifen, um die Eltern in den Prozess der Gewaltprävention einzubeziehen.

Informationsabende und Workshops sind effektive Möglichkeiten, um Eltern über die Themen Gewalt und Gewaltprävention zu informieren. Diese Veranstaltungen sollten nicht nur Informationen über die verschiedenen Formen von Gewalt und deren Auswirkungen bieten, sondern auch praktische Tipps und Strategien zur Unterstützung ihrer Kinder im Umgang mit Konflikten vermitteln. Regelmäßige Kommunikation zwischen Schule und Eltern, sei es durch Newsletter, Elternabende oder digitale Plattformen, kann dazu beitragen, das Bewusstsein für das Thema Gewalt zu schärfen und die Eltern in die Diskussion einzubeziehen.

Darüber hinaus können Eltern in die Entwicklung von Präventionsprogrammen eingebunden werden, indem sie als Unterstützer oder Mentoren fungieren. Dies fördert nicht nur das Engagement der Eltern, sondern schafft auch ein Gefühl der Gemeinschaft, in der alle Beteiligten an einem Strang ziehen, um ein sicheres und respektvolles Schulumfeld zu schaffen. Eine enge Zusammenarbeit zwischen Schule und Elternhaus ist entscheidend, um ein umfassendes Netzwerk der Unterstützung für die Schüler zu etablieren und gewalttätigem Verhalten wirksam entgegenzutreten.

Interventionsstrategien

Konsequentes Einschreiten

Ein wesentlicher Bestandteil der Interventionsstrategien in Schulen ist das konsequente Einschreiten bei Gewaltvorfällen. Schulen sollten klare und umfassende Verfahren entwickeln, die den Umgang mit solchen Vorfällen regeln. Dies umfasst die Definition von Gewalt, die Festlegung von Verhaltensnormen sowie die Entwicklung spezifischer Protokolle, die im Falle eines Vorfalls zu befolgen sind. Ein transparentes Verfahren ermöglicht es Lehrern und Mitarbeitern, schnell und angemessen zu reagieren, wodurch das Gefühl der Sicherheit innerhalb der Schulgemeinschaft gestärkt wird.

Lehrer und andere Schulmitarbeiter müssen nicht nur in der Lage sein, Gewaltvorfälle zu erkennen, sondern auch die notwendigen Schritte zur Intervention klar kommunizieren. Es ist entscheidend, dass klare Grenzen gesetzt werden, wobei die Schüler deutlich verstehen müssen, welche Verhaltensweisen inakzeptabel sind und welche Konsequenzen ihr Handeln nach sich zieht. Durch die konsequente Anwendung dieser Regeln wird ein Signal gesendet, dass gewalttätiges Verhalten nicht toleriert wird und dass alle Mitglieder der Schulgemeinschaft für ein respektvolles Miteinander verantwortlich sind.

Zusätzlich ist es wichtig, auch kleinere Verfehlungen ernst zu nehmen. Oftmals sind diese Vorfälle der erste Schritt zu schwerwiegenderem Verhalten. Wenn kleinere Aggressionen oder Mobbing nicht rechtzeitig angesprochen werden, können sie sich zu systematischen Problematiken entwickeln, die nicht nur das Wohlbefinden des betroffenen Schülers, sondern auch das gesamte Schulklima beeinträchtigen. Ein frühzeitiges und konsequentes Eingreifen kann dazu beitragen, potenzielle Konflikte zu entschärfen, bevor sie eskalieren, und zeigt den Schülern, dass ihre Handlungen ernst genommen werden.

Mediation und Konfliktlösung

Ein weiterer wichtiger Aspekt der Interventionsstrategien sind Programme zur Mediation und Konfliktlösung, die darauf abzielen, Spannungen zwischen Schülern abzubauen, bevor sie in gewalttätige Auseinandersetzungen münden. Solche Programme bieten den Schülern eine strukturierte und sicherere Möglichkeit, Konflikte gewaltfrei zu klären. Mediatoren können als neutrale Dritte fungieren, die den Konfliktparteien helfen, ihre Sichtweisen auszudrücken und gemeinsame Lösungen zu finden.

In der Regel werden Mediatoren aus der Schülerschaft oder aus dem Lehrerkreis ausgewählt, die speziell in Mediationstechniken geschult sind. Diese geschulten Mediatoren leiten die Gespräche und sorgen dafür, dass alle Beteiligten respektvoll miteinander umgehen. Sie unterstützen die Schüler dabei, die Ursachen ihrer Konflikte zu verstehen, und fördern die Entwicklung von Empathie und Verständnis füreinander. Durch diesen Prozess lernen die Schüler nicht nur, ihre Konflikte selbst zu lösen, sondern entwickeln auch wichtige soziale Kompetenzen, die ihnen helfen, in Zukunft gewaltfrei zu kommunizieren.

Darüber hinaus können Programme zur Konfliktlösung auch Workshops und Trainingseinheiten umfassen, in denen die Schüler Fähigkeiten zur gewaltfreien Kommunikation, Problemlösung und Teamarbeit erlernen. Solche Programme sollten regelmäßig in den Schulalltag integriert werden, um sicherzustellen, dass die Schüler kontinuierlich an ihren sozialen Fähigkeiten arbeiten und ein Bewusstsein für die Bedeutung von Frieden und Zusammenarbeit entwickeln.

Insgesamt tragen Mediation und Konfliktlösung entscheidend dazu bei, ein positives Schulklima zu fördern, indem sie die Schüler ermutigen, Konflikte selbstständig und friedlich zu lösen. Diese Ansätze helfen nicht nur dabei, akute Konflikte zu bewältigen, sondern bauen auch ein Fundament für langfristige positive Beziehungen zwischen den Schülern auf, was wiederum die Wahrscheinlichkeit von Gewalt und Aggression in der Schule verringert.

Praktische Handlungsanweisungen

Die Anwendung der **3-AAA-Regel** (Aufpassen, Abstand, Aktion) und der **3-LLL-Regel** (Licht, Leute, Lärm) stellt eine wertvolle Methode dar, um sowohl Lehrern als auch Schülern praktische und leicht umsetzbare Strategien an die Hand zu geben, die ihnen in kritischen Situationen helfen, angemessen zu handeln und potenzielle Konflikte oder gefährliche Situationen zu entschärfen. Diese Regeln sind einfach zu merken und fördern ein schnelles, effektives Handeln.

- **3-AAA-Regel:**

  Aufpassen: Lehrer müssen stets ein hohes Maß an Aufmerksamkeit aufbringen und ein wachsames Auge auf potenzielle Gefahrensituationen in ihrem Klassenzimmer oder auf dem Schulgelände haben. Dies erfordert eine kontinuierliche Beobachtung des Verhaltens der Schüler sowie der Dynamik innerhalb der Gruppe.

  Ein konkretes Beispiel: Wenn ein Schüler plötzlich die Hand hebt, um den Lehrer anzusprechen, und dabei lautstark schreit, ist es von größter Wichtigkeit, die Situation sofort zu analysieren. Der Lehrer sollte in diesem Moment mehrere Faktoren berücksichtigen: Ist der Schüler emotional aufgewühlt oder aggressiv? Gibt es Anzeichen von Bedrohung in seiner Körpersprache, wie etwa eine angespannte Haltung oder aggressive Gesten? Sind andere Schüler ebenfalls angespannt oder besorgt?

Die Fähigkeit, diese Anzeichen zu erkennen und richtig zu interpretieren, ist entscheidend, um das Risiko einer bevorstehenden körperlichen Auseinandersetzung zu bewerten. Je nachdem, wie die Situation eingeschätzt wird, muss der Lehrer schnell und angemessen reagieren. Dies könnte bedeuten, dass er deeskalierend auf den Schüler einwirkt, indem er eine ruhige und verständnisvolle Kommunikation anstrebt, oder dass er, falls die Gefahr einer körperlichen Auseinandersetzung besteht, Maßnahmen ergreift, um sich selbst und andere in Sicherheit zu bringen.

Ein schnelles und präzises Handeln kann entscheidend dafür sein, dass eine angespannte Situation nicht eskaliert. Daher ist es wichtig, dass Lehrer geschult werden, um solche Situationen frühzeitig zu erkennen und entsprechend zu reagieren.

Abstand: Ein Sicherheitsabstand ist in potenziell bedrohlichen Situationen von größter Bedeutung. Der Abstand zu einem potenziellen Angreifer spielt eine entscheidende Rolle dabei, das Risiko einer körperlichen Auseinandersetzung zu minimieren und die Möglichkeit zu erhöhen, rechtzeitig zu reagieren. Ein gewisser Abstand schafft nicht nur physische Sicherheit, sondern auch psychologische Distanz, die es einem ermöglicht, die Situation klarer zu beurteilen und strategisch zu handeln.

Lehrer sollten sich bewusst sein, dass ein unmittelbarer Kontakt zu einem aggressiven Schüler oder einer aufgebrachten Person die Gefahr erhöht, in einen körperlichen Konflikt verwickelt zu werden. Daher ist es ratsam, auch in normalen Interaktionen stets einen respektvollen Abstand zu wahren, um die persönliche Sicherheit zu gewährleisten. Dieser Abstand kann variieren, je nach der Intensität der Situation und dem Verhalten des Schülers. Bei offensichtlicher Aggression oder Provokation sollte der Abstand vergrößert werden, um nicht weiter zu eskalieren.

Zusätzlich sollten Lehrer immer einen Rückzugsort im Hinterkopf haben. Dies bedeutet, dass sie sich der Umgebung bewusst sein sollten und wissen, wo sich Ausgänge, sichere Räume oder andere Personen befinden, die im Notfall Unterstützung bieten können. Ein Rückzugsort könnte beispielsweise ein benachbarter Klassenraum, das Lehrerzimmer oder ein Bereich sein, der von anderen Lehrern oder Schulpersonal überwacht wird.

Die mentale Vorbereitung auf solche Szenarien kann erheblich zur eigenen Sicherheit beitragen. Lehrer sollten regelmäßig darüber nachdenken, wie sie in verschiedenen Situationen schnell handeln und sich in Sicherheit bringen können, ohne dabei die Kontrolle über die Situation zu verlieren. Dies erfordert nicht nur ein schnelles reaktives Handeln, sondern auch eine proaktive Planung und das Training von Notfallstrategien, um im Ernstfall besonnen und effektiv agieren zu können.

Insgesamt ist der Abstand nicht nur eine physische Barriere, sondern auch ein wichtiges Element in der Deeskalation von Konflikten. Indem Lehrer den Sicherheitsabstand einhalten und sich Rückzugsorte bewusst machen, schützen sie nicht nur sich selbst, sondern tragen auch dazu bei, die Situation zu beruhigen und anderen Schülern Sicherheit zu geben.

Aktion: Im Falle einer direkten Bedrohung ist es entscheidend, schnell und angemessen zu handeln, um die eigene Sicherheit sowie die Sicherheit der anwesenden Schüler zu gewährleisten. In solchen Situationen können verschiedene Handlungsstrategien verfolgt werden, die auf die jeweilige Gefährdungslage und die Dynamik der Situation abgestimmt sind.

Eine grundlegende Strategie besteht darin, sich aus der bedrohlichen Situation zurückzuziehen. Dieser Rückzug sollte jedoch nicht unüberlegt erfolgen. Es ist wichtig, einen klaren Fluchtweg im Kopf zu haben und diesen ruhig und zügig zu nutzen. Durch einen geordneten Rückzug kann der Lehrer die Kontrolle über die Situation behalten und gleichzeitig eine Eskalation vermeiden. Dabei sollte der Lehrer darauf achten, nicht abrupt oder panisch zu handeln, da dies die Aggression des potenziellen Angreifers verstärken könnte. Das Ziel ist es, sich in einen sicheren Bereich zu begeben, wo man Hilfe holen oder die Situation neu bewerten kann.

In extremen Fällen, in denen der Rückzug nicht möglich ist und die Gefahr einer körperlichen Auseinandersetzung unmittelbar bevorsteht, kann auch ein offensives Vorgehen notwendig sein. Dies bedeutet nicht, dass der Lehrer aggressiv werden soll; vielmehr kann es bedeuten, sich aktiv zu verteidigen und gegebenenfalls den Angreifer verbal oder physisch zu konfrontieren, um sich selbst zu schützen. In solchen Situationen ist es wichtig, dass der Lehrer die richtigen Entscheidungen trifft: Stellt sich die Frage, ob eine Deeskalation durch Worte oder Gesten möglich ist, oder ist es notwendig, sich mit einer bestimmten Technik zu verteidigen?

Ein Begriff, der in diesem Kontext gebraucht wird, ist auch die Tatschockumkehr, nämlich den möglichen Täter mit einem nicht erwarteten Verhalten „zu schockieren" oder „zu verunsichern". Das kann den Ablauf des Übergriffs zunächst stoppen und den geplanten Verlauf des Angreifers stören.

Ein effektives offensives Vorgehen kann auch beinhalten, laut um Hilfe zu rufen, um andere Personen auf die Situation aufmerksam zu machen. Dies kann nicht nur dazu führen, dass der Angreifer von seinem Vorhaben absieht, sondern auch, dass andere Lehrer oder Schüler eingreifen oder Unterstützung leisten. Hierbei spielt der Einsatz von Stimme und Körpersprache eine zentrale Rolle, da eine klare und selbstbewusste Kommunikation oft dazu beitragen kann, die Situation zu deeskalieren oder die Aufmerksamkeit auf sich zu ziehen.

Insgesamt erfordert das Handeln in einer bedrohlichen Situation sowohl Mut als auch eine klare strategische Überlegung. Lehrer sollten sich regelmäßig mit diesen Handlungsstrategien vertraut machen und gegebenenfalls an Trainingsmaßnahmen teilnehmen, um in kritischen Momenten sicher und effektiv reagieren zu können. Indem sie sich mit den Möglichkeiten des Rückzugs und der aktiven Verteidigung auseinandersetzen, können Lehrer besser auf potenzielle Gefahren vorbereitet werden und die Sicherheit aller Beteiligten gewährleisten.

- **3-LLL-Regel:**

  Licht: Bei Konflikten ist es von entscheidender Bedeutung, sich in gut beleuchtete Bereiche zu begeben, beziehungsweise in Bereiche, in denen sie gut wahrgenommen werden können. Eine ausreichende Beleuchtung trägt nicht nur zur Sichtbarkeit der Situation bei, sondern spielt auch eine entscheidende Rolle bei der Prävention von Überraschungen und unvorhergesehenen Vorfällen.

  Wenn man sich in einen hell erleuchteten Raum oder Bereich begibt, erhöht man die Wahrscheinlichkeit, dass sowohl man selbst als auch die anderen Beteiligten klar gesehen werden können. Dies hat mehrere Vorteile: Zum einen wird es für einen potenziellen Angreifer schwieriger, sich unbemerkt zu bewegen oder im Schatten zu agieren. Dies kann dazu führen, dass aggressive Absichten sofort erkannt werden, was es einfacher macht, die Situation einzuschätzen und gegebenenfalls Maßnahmen zur Deeskalation zu ergreifen oder auch sich mit Abwehrtechniken zu verteidigen. Ein gut beleuchteter Bereich fördert zudem ein Gefühl der Sicherheit und Kontrolle, da man die Bewegungen anderer Menschen besser beobachten kann.

Darüber hinaus kann die Sichtbarkeit in einem beleuchteten Raum dazu beitragen, dass andere Personen auf die Situation aufmerksam werden. Wenn man sich in einem hellen Bereich aufhält, ist es wahrscheinlicher, dass Passanten oder andere Lehrer die Situation bemerken und gegebenenfalls eingreifen oder Hilfe leisten können. Dies kann entscheidend sein, um die Dynamik eines Konflikts zu verändern und den Druck auf die Beteiligten zu verringern.

Zusätzlich zur physischen Sicherheit spielt auch die psychologische Komponente eine Rolle. Menschen fühlen sich in gut beleuchteten Umgebungen oft sicherer und weniger verletzlich. In einem dunklen oder schlecht beleuchteten Bereich kann sich das Gefühl der Unsicherheit und Anspannung verstärken, was zu impulsiven oder irrationalen Entscheidungen führen kann.

Es ist auch wichtig, sich der Umgebung bewusst zu sein und schnell zu erkennen, wo sich die nächsten gut beleuchteten Bereiche befinden. Dies erfordert eine gewisse Vorausplanung und Aufmerksamkeit. Lehrer sollten sich mit dem Schulgebäude und den herrschenden Lichtverhältnisse vertraut machen, um im Falle eines Konflikts schnell und sicher handeln zu können.

Zusammenfassend lässt sich sagen, dass das Begeben in gut beleuchtete Bereiche oder auch einsehbare bei Konflikten eine einfache, aber effektive Strategie ist, um Sichtbarkeit zu gewährleisten, Überraschungen zu vermeiden und die Sicherheit aller Beteiligten zu erhöhen. Es ist ein wesentlicher Bestandteil eines umfassenden Ansatzes zur Konfliktbewältigung, der sowohl präventive als auch reaktive Elemente umfasst.

Man kann also weiterhin sagen dass der synonyme Begriff Licht hier dafür steht, sich generell in Bereiche zu begeben, in denen man gut gesehen, beziehungsweise wahrgenommen wird.

Leute: In kritischen Situationen ist es äußerst wichtig, die Nähe zu anderen Personen zu suchen. Diese Strategie hat mehrere wesentliche Vorteile, die sowohl die persönliche Sicherheit als auch die Möglichkeit zur Deeskalation von Konflikten erhöhen können.

Wenn man sich in einem gefährlichen oder bedrohlichen Umfeld befindet, kann die Nähe zu anderen Menschen dazu beitragen, die Anonymität des Täters zu verringern. Täter, die in der Lage sind, anonym zu agieren, fühlen sich oft ermutigt, aggressive oder gefährliche Handlungen durchzuführen, da sie glauben, dass ihre Identität und ihre Handlungen nicht beobachtet oder zur Verantwortung gezogen werden können. Indem man sich in die Nähe anderer Personen begibt, wird diese Anonymität jedoch reduziert. Der Täter wird sich eher beobachtet fühlen und könnte daher von weiteren aggressiven Handlungen oder der Begehung von Straftaten absehen, da die Wahrscheinlichkeit, dass andere Zeugen auftreten oder eingreifen, steigt.

Darüber hinaus kann das Suchen nach Nähe zu anderen eine Form des sozialen Drucks auf den potenziellen Angreifer ausüben. Wenn mehrere Menschen in einem Raum oder in einem bestimmten Bereich zusammenkommen, entsteht eine kollektive Präsenz, die dazu beitragen kann, die Dynamik der Situation zu verändern. Täter neigen dazu, in Gruppen weniger aggressiv zu sein, da sie sich weniger sicher fühlen, wenn sie von mehreren Personen umgeben sind, die potenziell beobachten und reagieren können. Diese Veränderung der Gruppendynamik kann oft dazu führen, dass sich der Täter zurückzieht oder die Situation deeskaliert, da der soziale Druck, die eigenen Handlungen zu rechtfertigen oder zu erklären, steigt.

Außerdem kann das Suchen nach anderen Menschen in kritischen Situationen auch das Gefühl der Sicherheit und Unterstützung für die Betroffenen stärken. In einer unsicheren Situation kann das Wissen, dass man nicht allein ist und dass andere bereit sind, zu helfen oder einzugreifen, den Stress und die Angst erheblich reduzieren. Dies fördert nicht nur das eigene Wohlbefinden, sondern kann auch dazu führen, dass man selbstbewusster und besonnener reagiert.

Es ist wichtig, dass Lehrer und andere Verantwortliche in Schulen und ähnlichen Einrichtungen sich der Umgebung bewusst sind und schnell einschätzen können, wo sich andere Personen befinden. Eine proaktive Herangehensweise, wie das gezielte Suchen nach Gruppen oder das Ansprechen von Passanten, kann entscheidend sein, um in kritischen Momenten effektiv zu handeln. Darüber hinaus kann das Einüben von Notfallstrategien, die das Suchen nach Nähe zu anderen beinhalten, dazu beitragen, dass Lehrer und Schüler besser auf potenzielle Bedrohungen vorbereitet sind.

Zusammenfassend lässt sich sagen, dass das Suchen nach Nähe zu anderen Personen in kritischen Situationen eine wirkungsvolle Strategie ist, die sowohl die Anonymität des Täters verringert als auch sozialen Druck aufbaut. Indem man sich in einer Gruppe oder in der Nähe anderer aufhält, kann man nicht nur die eigene Sicherheit erhöhen, sondern auch dazu beitragen, dass potenzielle Konflikte deeskaliert werden, was letztlich allen Beteiligten zugutekommt.

Lärm: Das Rufen um Hilfe in kritischen oder bedrohlichen Situationen kann eine äußerst wirkungsvolle Maßnahme sein, um sowohl die eigene Sicherheit zu erhöhen als auch die Dynamik der Situation zu verändern. Wenn man laut um Hilfe ruft, geschieht dies nicht nur, um die Aufmerksamkeit anderer Personen auf sich zu lenken, sondern es hat auch tiefere psychologische und soziale Auswirkungen, die potenziell entscheidend sein können.

Zunächst einmal zieht das Rufen nach Hilfe in einer bedrohlichen Situation die Aufmerksamkeit von Passanten oder anderen Personen in der Nähe an. In vielen Fällen sind Menschen oft unsicher, ob sie in eine Situation eingreifen sollen oder nicht, insbesondere wenn sie Zeugen eines Konflikts oder eines Übergriffs werden. Durch lautes Rufen um Hilfe wird jedoch ein klarer und unmissverständlicher Impuls vermittelt, dass eine dringende Situation vorliegt, die sofortige Aufmerksamkeit erfordert. Dies kann dazu führen, dass andere Menschen aktiv werden, sei es durch das Herbeieilen zur Unterstützung, das Alarmieren von Sicherheitskräften oder das Anrufen der Polizei. Je mehr Menschen auf die Situation aufmerksam werden, desto weniger isoliert fühlt sich die betroffene Person, und desto größer wird der potenzielle Druck auf den Täter.

Ein weiterer wichtiger Aspekt des lauten Rufens um Hilfe ist, dass es den Täter von seinem Vorhaben abbringen kann. Oft sind Täter motiviert durch ein Gefühl der Anonymität und der Kontrolle über die Situation. Sie fühlen sich sicherer, wenn sie glauben, dass ihre Handlungen unbeobachtet bleiben. Wenn jedoch laute Rufe nach Hilfe ertönen, wird diese Anonymität schnell untergraben. Der Täter wird sich der Tatsache bewusst, dass er nicht nur beobachtet wird, sondern dass sein Verhalten auch potenziell Konsequenzen haben könnte. Diese plötzliche Angst vor Entdeckung kann ihn dazu bringen, seine Handlungen zu überdenken und möglicherweise von seinem ursprünglichen Vorhaben abzusehen.

Darüber hinaus kann das Rufen um Hilfe auch eine Art von sozialem Druck erzeugen. Wenn der Täter sieht oder hört, dass andere auf die Situation reagieren und sich möglicherweise bereit erklären, einzugreifen, kann dies seine Entscheidung beeinflussen. Der Gedanke, dass er von einer Gruppe von Menschen beobachtet und möglicherweise zur Rechenschaft gezogen wird, kann einen erheblichen psychologischen Einfluss auf ihn ausüben. In vielen Fällen könnte diese Form des sozialen Drucks ausreichen, um den Täter dazu zu bringen, sich zurückzuziehen oder die Situation zu deeskalieren.

Zusätzlich zu den unmittelbaren Auswirkungen auf die Situation hat das Rufen um Hilfe auch eine längerfristige Bedeutung. Es sendet ein starkes Signal an die Umgebung, dass in der Gemeinschaft ein Bewusstsein für Sicherheit und Unterstützung besteht. Wenn Menschen in ihrer Umgebung erkennen, dass das Rufen um Hilfe ernst genommen wird und dass Eingreifen möglich ist, wird das Vertrauen in die Gemeinschaft gestärkt. Dies kann dazu führen, dass sich mehr Menschen sicherer fühlen und eher bereit sind, in Zukunft einzugreifen, wenn sie Zeugen ähnlicher Situationen werden.

Zusammenfassend lässt sich sagen, dass das laute Rufen um Hilfe in kritischen Momenten eine kraftvolle Strategie ist. Es zieht nicht nur die Aufmerksamkeit anderer auf sich, sondern kann auch den Täter von seinen aggressiven Absichten abbringen, indem es seine Angst vor Entdeckung und sozialem Druck verstärkt. Indem man diese Maßnahme ergreift, kann man nicht nur die eigene Sicherheit erhöhen, sondern auch ein starkes Signal an die

Gemeinschaft senden, dass solche Verhaltensweisen nicht toleriert werden und dass Unterstützung immer in Reichweite ist.

Fazit

Kapitel 4 über Präventions- und Interventionsstrategien zur Bekämpfung von Gewalt in Schulen bietet einen umfassenden Überblick über die verschiedenen Ansätze, die notwendig sind, um ein sicheres und respektvolles schulisches Umfeld zu schaffen. Die Inhalte des Kapitels verdeutlichen, dass die Bekämpfung von Gewalt nicht nur eine Frage der Reaktion auf Vorfälle ist, sondern auch eine tiefgreifende Auseinandersetzung mit den zugrunde liegenden Ursachen und den Auswirkungen von Gewalt erfordert.

Die Betonung der Aufklärung über die weitreichenden Folgen von Gewalt ist ein zentraler Punkt. Hierbei wird deutlich, dass sowohl Täter als auch Opfer unter den Folgen leiden, die sich nicht nur auf individueller Ebene, sondern auch auf das soziale Umfeld und die Gemeinschaft auswirken. Dies unterstreicht die Notwendigkeit, Gewalt als ein gesellschaftliches Problem zu betrachten und alle Beteiligten, einschließlich Schüler, Lehrer und Eltern, in den Prozess der Aufklärung einzubeziehen. Die Implementierung von Programmen, die auf Empathie und Mitgefühl abzielen, wird als eine wesentliche Maßnahme hervorgehoben, um ein respektvolles Schulklima zu fördern.

Ein weiterer wichtiger Aspekt ist die Entwicklung und Stärkung von Resilienzfaktoren. Die Erkenntnis, dass nicht alle Kinder, die Risikofaktoren ausgesetzt sind, zu Tätern oder Opfern von Gewalt werden, eröffnet Perspektiven für präventive Maßnahmen. Hierbei spielt die Schaffung sicherer Bindungen, die Förderung positiver Beziehungen und die Bereitstellung von Wertschätzung eine zentrale Rolle. Diese Faktoren sind entscheidend, um Kinder und Jugendliche in ihrer emotionalen und sozialen Entwicklung zu stärken und sie in die Lage zu versetzen, gewaltfreies Verhalten zu wählen.

Die Förderung eines positiven Schulklimas wird als ein zentraler Bestandteil von Präventionsstrategien hervorgehoben. Klare Verhaltensrichtlinien, die in einem partizipativen Prozess entwickelt werden, schaffen ein Gefühl der Eigenverantwortung und des Engagements in der Schulgemeinschaft. Programme zur Gewaltprävention, die die Eltern aktiv einbeziehen, sind ebenfalls von großer Bedeutung, da sie helfen, eine gemeinsame Haltung gegenüber Gewalt zu entwickeln und ein unterstützendes Netzwerk für Schüler zu schaffen.

Die Interventionsstrategien, die im Kapitel behandelt werden, betonen die Wichtigkeit eines konsequenten und transparenten Umgangs mit Gewaltvorfällen. Schulen müssen klare Verfahren und Protokolle entwickeln, um schnell und angemessen zu reagieren. Die Rolle von Mediation und Konfliktlösung wird als effektive Methode hervorgehoben, um Spannungen zwischen Schülern abzubauen und gewaltsame Auseinandersetzungen zu verhindern. Das Implementieren von Programmen, die den Schülern helfen, Konflikte gewaltfrei zu lösen, ist entscheidend für die langfristige Schaffung eines positiven Schulklimas.

Praktische Handlungsanweisungen, wie die Anwendung der 3-AAA- und 3-LLL-Regeln, bieten Lehrern und Schülern konkrete Strategien, um in kritischen Situationen angemessen zu handeln. Diese Regeln fördern nicht nur Sicherheit, sondern auch das Bewusstsein für das eigene Verhalten und die Dynamik in Konfliktsituationen.

Zusammenfassend zeigt Kapitel 4, dass die Bekämpfung von Gewalt in Schulen einen ganzheitlichen Ansatz erfordert, der sowohl präventive als auch intervenierende Maßnahmen umfasst. Die Förderung von Resilienz, die Schaffung eines positiven Schulklimas und die Entwicklung klarer Verhaltensrichtlinien sind entscheidend, um eine

Kultur des Respekts und der Gewaltfreiheit zu etablieren. Die aktive Einbindung von Schülern, Lehrern und Eltern in den Prozess der Gewaltprävention ist unerlässlich, um langfristige Veränderungen zu bewirken und sicherzustellen, dass alle Schüler die Möglichkeit haben, in einem sicheren und unterstützenden Umfeld zu lernen und zu wachsen.

Kapitel 5: Straftaten

In diesem Kapitel werden die häufigsten Straftaten im schulischen Umfeld behandelt. Die Schule ist ein Ort des Lernens und des Zusammenlebens, doch leider sind auch dort verschiedene Formen von Gewalt und Straftaten anzutreffen. Es ist von entscheidender Bedeutung, dass Lehrkräfte, Schüler und Eltern sich der Risiken bewusst sind und wissen, wie sie in solchen Situationen handeln können.

Verbale Gewalt

Verbale Gewalt bezieht sich auf jegliche Form von Kommunikation, die darauf abzielt, eine Person zu beleidigen, herabzusetzen oder zu bedrohen. Dies kann durch verschiedene Mittel geschehen, wie z.B.:

- **Beleidigungen:** Direkte Angriffe auf die Persönlichkeit eines anderen, beispielsweise durch Schimpfwörter oder abfällige Kommentare.

- **Herabsetzende Äußerungen:** Aussagen, die darauf abzielen, das Ansehen oder den Wert einer Person zu mindern, etwa durch Spott oder das Verbreiten von Gerüchten.

- **Drohungen:** Worte, die darauf abzielen, Angst zu erzeugen oder ein Gefühl der Bedrohung zu

vermitteln, sei es verbal oder durch
Andeutungen.

Die psychologische Wirkung verbaler Gewalt kann
erheblich sein. Betroffene Schüler können ein
vermindertes Selbstwertgefühl entwickeln, was zu
emotionalen Problemen wie Angstzuständen,
Depressionen oder sozialer Isolation führen kann. Ein
niedriges Selbstwertgefühl beeinträchtigt nicht nur
das individuelle Wohlbefinden, sondern kann auch die
schulischen Leistungen negativ beeinflussen.

Langfristige Erfahrungen mit verbaler Gewalt können
ernsthafte Auswirkungen auf die psychische
Gesundheit der Betroffenen haben. Dazu gehören:

- **Angststörungen:** Betroffene könnten sich
  ständig bedroht oder unsicher fühlen.

- **Depression:** Anhaltende negative Äußerungen
  können zu Gefühlen der Hoffnungslosigkeit
  und Traurigkeit führen.

- **Stress:** Die ständige Anspannung, die aus dem
  Umgang mit verbaler Gewalt resultiert, kann
  zu chronischem Stress führen, der sich sowohl
  psychisch als auch physisch auswirken kann.

Ein Umfeld, in dem verbale Gewalt verbreitet ist,
kann ein feindliches Schulklima schaffen. Solch ein
Klima kann sich durch Misstrauen, Angst und eine

allgemeine Abneigung gegenüber Mitschülern und Lehrern äußern. Dies hat zur Folge, dass:

- Schüler weniger bereit sind, sich aktiv am Unterricht zu beteiligen.

- Kooperation und Teamarbeit behindert werden, was für das Lernen und die persönliche Entwicklung entscheidend ist.

- Die allgemeine Lernatmosphäre negativ beeinflusst wird, was zu einem Rückgang der schulischen Leistungen führen kann.

Lehrer spielen eine entscheidende Rolle bei der Schaffung und Aufrechterhaltung eines respektvollen und unterstützenden Schulklimas. Sie sollten:

- **Präventive Maßnahmen ergreifen:** Dazu gehören die Förderung von Respekt und Toleranz im Unterricht sowie die Schaffung eines offenen Dialogs über das Thema Mobbing und verbale Gewalt.

- **Intervention:** Im Falle eines Vorfalls verbaler Gewalt sollten Lehrer sofort eingreifen, um die Situation zu deeskalieren und sicherzustellen, dass die betroffenen Schüler unterstützt werden. Dies kann auch die Einleitung von Gesprächen mit den Beteiligten oder das

Einbeziehen von Schulpsychologen oder Eltern umfassen.

- **Vorbildfunktion:** Lehrer sollten selbst ein respektvolles Miteinander vorleben, um Schüler zu ermutigen, ähnliche Verhaltensweisen zu zeigen.

Insgesamt ist es wichtig, verbale Gewalt ernst zu nehmen und aktiv dagegen vorzugehen, um ein sicheres und förderndes Lernumfeld für alle Schüler zu gewährleisten.

Körperliche Gewalt

Körperliche Gewalt umfasst alle Formen von physischer Aggression, die gegen eine Person gerichtet sind. Diese Gewalt kann in verschiedenen Intensitäten und Formen auftreten, wie zum Beispiel:

- **Schläge:** Direkte Schläge mit der Hand oder anderen Körperteilen, die Verletzungen verursachen können.

- **Tritte:** Verwendung der Füße, um eine andere Person zu treffen, was ebenfalls schwere körperliche Schäden anrichten kann.

- **Andere Formen physischer Aggression:** Dazu zählen auch Würgen, Schubsen, oder das Werfen von Gegenständen auf andere

Personen. Auch der Einsatz von Alltagsgegenständen als Waffen oder gar Waffen fällt unter körperliche Gewalt.

Die unmittelbaren Opfer körperlicher Gewalt leiden nicht nur unter physischen Verletzungen, sondern auch unter emotionalen und psychologischen Folgen. Zu den möglichen Auswirkungen gehören:

- **Traumatisierung:** Körperliche Angriffe können zu posttraumatischen Belastungsstörungen (PTBS) führen, die sich in Angstzuständen, Flashbacks oder Schlafstörungen äußern können.

- **Verlust des Selbstwertgefühls:** Opfer können sich minderwertig fühlen, was zu einem Rückgang des Selbstwertgefühls und der Selbstachtung führen kann.

- **Soziale Isolation:** Opfer können sich von ihren Mitschülern zurückziehen, aus Angst vor weiteren Angriffen oder Scham über das Erlebte. Dies kann die Entwicklung von sozialen Fähigkeiten und Freundschaften beeinträchtigen.

Körperliche Gewalt hat nicht nur Auswirkungen auf die direkten Opfer, sondern beeinflusst auch das allgemeine Sicherheitsgefühl innerhalb der Schule. Wenn Schüler Zeugen von Gewalt werden oder selbst

Opfer sind, kann dies zu einem Gefühl der Unsicherheit führen, das sich in verschiedenen Weisen äußert:

- **Angst und Stress:** Schüler könnten sich ständig bedroht fühlen, was zu erhöhtem Stress und Angst führt, sowohl im Unterricht als auch außerhalb.

- **Lernumfeld:** Ein unsicheres Umfeld kann die Konzentration und die Lernfähigkeit beeinträchtigen. Schüler, die sich nicht sicher fühlen, sind weniger bereit, sich aktiv am Unterricht zu beteiligen.

- **Schulklima:** Ein Klima, das von Angst und Unsicherheit geprägt ist, kann zu einer allgemeinen Verschlechterung des Verhaltens und der zwischenmenschlichen Beziehungen innerhalb der Schule führen.

Um körperliche Gewalt zu minimieren und ein sicheres Lernumfeld zu gewährleisten, ist es für Schulen entscheidend, klare Verhaltensrichtlinien zu etablieren. Diese Richtlinien sollten Folgendes umfassen:

- **Prävention:** Schulen sollten Programme zur Gewaltprävention einführen, die Schüler über die Folgen von Gewalt aufklären und

Strategien zur Deeskalation von Konflikten vermitteln.

- **Intervention:** Lehrer und Schulpersonal müssen geschult werden, um bei Vorfällen körperlicher Gewalt schnell und angemessen zu reagieren. Dies kann die Dokumentation des Vorfalls und die Einbeziehung von Eltern oder Schulpsychologen umfassen.

- **Konsequenzen:** Es sollten klare und konsistente Konsequenzen für körperliche Aggressionen festgelegt werden, um den Schülern zu verdeutlichen, dass Gewalt nicht toleriert wird. Dies kann von Gesprächen über das Verhalten bis hin zu disziplinarischen Maßnahmen reichen.

Ein sicherer Lernraum ist entscheidend für die persönliche und akademische Entwicklung der Schüler. Wenn Schüler sich sicher fühlen, sind sie eher bereit, Risiken einzugehen, neue Dinge zu lernen und soziale Beziehungen zu entwickeln. Ein solcher Raum fördert:

- **Positives Lernen:** Schüler, die sich sicher fühlen, sind motivierter und engagierter im Unterricht.

- **Soziale Interaktion:** Ein respektvolles Miteinander und positive Beziehungen zwischen Schülern können gefördert werden, was zu einem besseren Schulklima führt.

- **Gesundheit und Wohlbefinden:** Ein sicheres Umfeld trägt zur emotionalen und psychischen Gesundheit der Schüler bei, was langfristig positive Auswirkungen auf ihr Leben hat.

Insgesamt ist es wichtig, dass Schulen proaktive Maßnahmen ergreifen, um körperlicher Gewalt entgegenzuwirken und einen Raum zu schaffen, in dem Schüler sich sicher und unterstützt fühlen.

Körperverletzung gemäß §§ 223 ff StGB

Körperverletzung ist rechtlich definiert als die absichtliche oder fahrlässige Zufügung von körperlichen Verletzungen oder gesundheitlichen Schäden an einer anderen Person. Dies kann unterschiedliche Formen annehmen, darunter:

- **Einfache Körperverletzung:** Dazu gehören Schläge, Tritte oder andere gewalttätige Handlungen, die zu physischen Schmerzen oder vorübergehenden Gesundheitsbeeinträchtigungen führen.

- **Schwere Körperverletzung:** Dies umfasst Handlungen, die zu ernsthaften Verletzungen oder bleibenden Schäden führen, wie z.B.

Knochenbrüche oder dauerhafte
Beeinträchtigungen der Gesundheit.

- **Fahrlässige Körperverletzung:** Hierbei handelt
es sich um Verletzungen, die durch
unvorsichtiges oder nachlässiges Verhalten
verursacht werden, auch wenn keine Absicht
dahintersteht.

Körperverletzung kann in Schulen aus verschiedenen
Gründen auftreten, beispielsweise:

- **Mobbing:** Schüler, die systematisch gemobbt
werden, können häufig zu Opfern körperlicher
Gewalt werden.

- **Konflikte zwischen Schülern:** Streitigkeiten
oder Auseinandersetzungen können in
körperliche Gewalt umschlagen, insbesondere
bei emotional aufgeladenen Situationen.

- **Gruppendynamiken:** In manchen Fällen kann
Gruppenzwang dazu führen, dass Schüler
Gewalt gegen andere ausüben, um
Anerkennung oder Zugehörigkeit zu
gewinnen.

Wenn Lehrkräfte mit einem Fall von
Körperverletzung konfrontiert werden, ist schnelles
und entschiedenes Handeln von entscheidender
Bedeutung. Dazu gehören folgende Schritte:

- **Sofortige Intervention:** Lehrkräfte sollten sofort eingreifen, um die Situation zu deeskalieren und weitere Gewalt zu verhindern. Dies kann durch Trennung der Beteiligten und das Schaffen eines sicheren Raums geschehen.

- **Unterstützung der Opfer:** Es ist wichtig, den betroffenen Schülern Unterstützung anzubieten und sicherzustellen, dass sie medizinische Hilfe erhalten, falls erforderlich.

- **Dokumentation:** Lehrkräfte sollten den Vorfall dokumentieren, einschließlich der Details des Geschehens und der beteiligten Personen, um einen klaren Bericht für weitere Maßnahmen zu haben.

In Fällen von Körperverletzung, insbesondere wenn diese schwerwiegend ist oder die Sicherheit von Schülern und Lehrkräften gefährdet wird, sollten Lehrkräfte die Polizei informieren. Dies ist wichtig, weil:

- **Rechtliche Verantwortung:** Schulen müssen sicherstellen, dass sie rechtlich korrekt handeln und die notwendigen Schritte unternehmen, um die Sicherheit aller Beteiligten zu gewährleisten.

- **Schutz weiterer Schüler:** Die Polizei kann eingreifen, um weitere Gefahren abzuwenden und gegebenenfalls rechtliche Maßnahmen gegen den Täter zu ergreifen.

- **Opferschutz:** Die Polizei kann den Opfern helfen, Unterstützung zu erhalten und den Vorfall zu verfolgen.

Um körperliche Gewalt und Körperverletzung im schulischen Kontext zu verhindern, ist es wichtig, proaktive Maßnahmen zu ergreifen:

- **Präventionsprogramme:** Schulen sollten Programme zur Gewaltprävention und zur Förderung von Konfliktlösungsfähigkeiten einführen. Schüler sollten lernen, Konflikte verbal zu lösen und Empathie zu entwickeln.

- **Schulregeln und Verhaltenskodex:** Klare Regeln und Richtlinien sollten etabliert werden, die das Verhalten in der Schule regeln und die Konsequenzen für körperliche Gewalt klar kommunizieren.

- **Schaffung eines positiven Schulklimas:** Ein respektvolles und unterstützendes Schulumfeld kann dazu beitragen, Gewalt zu reduzieren und das Wohlbefinden aller Schüler zu fördern.

Insgesamt ist es von großer Bedeutung, dass Schulen die Thematik der Körperverletzung ernst nehmen und effektive Maßnahmen ergreifen, um sowohl die

Sicherheit der Schüler zu gewährleisten als auch ein positives und gewaltfreies Lernumfeld zu schaffen.

Raubstraftaten gemäß §§ 249 ff StGB

Raub ist ein schwerwiegender Straftatbestand, der sich von anderen Formen des Diebstahls unterscheidet. Er umfasst:

- **Wegnahme von Eigentum:** Raub beinhaltet die Entwendung von persönlichen Gegenständen (z.B. Geld, Smartphones, Taschen) durch eine andere Person.

- **Androhung von Gewalt:** Der entscheidende Faktor, der Raub von Diebstahl unterscheidet, ist die Anwendung oder Androhung von Gewalt. Dies bedeutet, dass der Täter den Opfern droht, ihnen körperlichen Schaden zuzufügen, um sie zur Herausgabe ihres Eigentums zu zwingen.

Raub hat sowohl materielle als auch psychische Folgen für die Betroffenen:

- **Materielle Auswirkungen:** Der Verlust von Eigentum kann für die Opfer finanzielle Belastungen mit sich bringen, insbesondere wenn es sich um wertvolle Gegenstände handelt. Zudem kann der Verlust auch den Zugang zu notwendigen Ressourcen (wie Schulmaterialien) beeinträchtigen.

- **Psychische Auswirkungen:** Raubüberfälle können bei den Opfern Angst, Stress und ein Gefühl der Unsicherheit auslösen. Sie könnten sich in ihrer Umgebung nicht mehr sicher fühlen, was zu einem Rückzug von sozialen Aktivitäten und einer Beeinträchtigung ihrer schulischen Leistung führen kann. Langfristig können solche Erfahrungen auch zu posttraumatischen Belastungsstörungen (PTBS) führen.

Um Raubüberfälle zu verhindern, sollten Schulen verschiedene präventive Maßnahmen ergreifen:

- **Sensibilisierung und Aufklärung:** Schulen können Programme zur Sensibilisierung der Schüler über die Gefahren von Raubstraftaten und über angemessenes Verhalten in solchen Situationen anbieten. Schüler sollten lernen, wie sie sich selbst schützen können und was sie in Bedrohungssituationen tun sollten.

- **Sicherheitsmaßnahmen:** Die Implementierung von Sicherheitsvorkehrungen, wie zum Beispiel Überwachungskameras, Sicherheitspersonal oder regelmäßige

Rundgänge auf dem Schulgelände, kann dazu beitragen, das Risiko von Raubstraftaten zu verringern.

- **Schaffung eines sicheren Umfelds:** Schulen sollten ein Klima fördern, in dem Schüler sich sicher fühlen, ihre Bedenken äußern und über Vorfälle berichten können, ohne Angst vor Repressalien oder Stigmatisierung zu haben.

Ein weiterer wichtiger Aspekt ist die Ermutigung der Schüler, Übergriffe zu melden:

- **Offene Kommunikation:** Schulen sollten eine Kultur der offenen Kommunikation schaffen, in der Schüler sich wohl fühlen, Vorfälle zu melden. Dies kann durch Anlaufstellen wie Vertrauenslehrer oder Schulpsychologen geschehen.

- **Vertraulichkeit und Schutz:** Es ist wichtig, dass Schüler wissen, dass ihre Meldungen ernst genommen werden und dass ihre Identität geschützt wird. Dies kann dazu beitragen, das Vertrauen in das Meldesystem zu stärken.

- **Reaktionsmechanismen:** Schulen sollten klare Protokolle dafür haben, wie auf Meldungen von Raubstraftaten oder anderen Übergriffen reagiert wird. Dies umfasst sowohl die Unterstützung der betroffenen Schüler als auch die Einleitung von Maßnahmen gegen die Täter.

In schwerwiegenden Fällen von Raub ist die Zusammenarbeit mit der Polizei von Bedeutung:

- **Schnelle Reaktion:** Die Polizei sollte informiert werden, um sicherzustellen, dass der Vorfall angemessen untersucht wird und um weitere Gefahren zu minimieren.

- **Präventionsarbeit:** Die Polizei kann auch präventive Maßnahmen in Schulen durchführen, wie z.B. Workshops zur Aufklärung über Raubstraftaten und Gewaltprävention.

Insgesamt ist es wichtig, dass Schulen proaktive Maßnahmen ergreifen, um Raubstraftaten und andere Formen von Gewalt zu verhindern und ein sicheres Lernumfeld für alle Schüler zu gewährleisten. Durch Aufklärung, Sicherheitsvorkehrungen und Unterstützung können Schulen dazu beitragen, das Risiko von Raubstraftaten zu minimieren und das Wohlbefinden ihrer Schüler zu fördern.

Freiheitsberaubung gemäß § 239 StGB

Freiheitsberaubung liegt vor, wenn eine Person gegen ihren Willen an einem bestimmten Ort festgehalten wird. Im schulischen Kontext kann dies verschiedene Formen annehmen, wie zum Beispiel:

- **Physisches festhalten:** Ein Schüler wird körperlich daran gehindert, die Schule oder einen bestimmten Raum zu verlassen, z.B. durch Festhalten, Einsperren in einem Raum oder das Blockieren des Ausgangs.

- **Psychische Freiheitsberaubung:** In einigen Fällen kann auch eine Form der psychischen Freiheitsberaubung vorliegen, wenn Schüler durch Drohungen mit Gewalt oder Einschüchterungen daran gehindert werden, sich frei zu bewegen oder zu sprechen.

Freiheitsberaubung ist eine strafbare Handlung, die rechtliche Konsequenzen nach sich ziehen kann. Die rechtlichen Grundlagen sind im Strafgesetzbunch verankert und umfassen:

- **Strafrechtliche Relevanz:** Freiheitsberaubung wird in den meisten Rechtssystemen als schweres Vergehen angesehen. Die Verantwortlichen können strafrechtlich verfolgt werden, was zu Geldstrafen oder Freiheitsstrafen führen kann.

- **Schutz der Persönlichkeitsrechte:** Freiheitsberaubung

verletzt die grundlegenden Rechte einer Person auf Freiheit und Sicherheit.

Die Auswirkungen von Freiheitsberaubung können gravierend sein. Zu den psychischen Folgen gehören:

- **Trauma:** Die Erfahrung, gegen den Willen festgehalten zu werden, kann zu traumatischen Folgen führen. Betroffene könnten Schwierigkeiten haben, sich in sozialen Situationen wohlzufühlen oder Vertrauen zu anderen Menschen zu entwickeln.

- **Angst und Stress:** Opfer von Freiheitsberaubung können Angstzustände und erhöhten Stress erleben, sowohl während des Vorfalls als auch in der Zeit danach. Dies kann sich negativ auf ihre schulische Leistung und ihr allgemeines Wohlbefinden auswirken.

- **Langfristige Auswirkungen:** In schweren Fällen kann die Erfahrung zu langfristigen psychischen Problemen führen, darunter posttraumatische Belastungsstörungen (PTBS).

Lehrkräfte spielen eine entscheidende Rolle, wenn es um den Umgang mit Freiheitsberaubung geht. Ihre Verantwortung umfasst:

- **Schnelles Handeln:** Lehrkräfte sollten umgehend eingreifen, wenn sie von einem Vorfall der Freiheitsberaubung erfahren. Dies könnte bedeuten, dass sie den betroffenen Schüler sofort befreien und sicherstellen, dass er in Sicherheit ist.

- **Dokumentation des Vorfalls:** Es ist wichtig, den Vorfall genau zu dokumentieren, einschließlich der Umstände, der beteiligten Personen und der Maßnahmen, die ergriffen wurden. Diese Dokumentation kann für spätere rechtliche Schritte oder für die Schule selbst von Bedeutung sein.

- **Benachrichtigung der Behörden:** In Fällen von Freiheitsberaubung sollte die Schule die zuständigen Behörden, wie die Polizei oder das Jugendamt, umgehend informieren, um sicherzustellen, dass der Vorfall angemessen untersucht wird und Schutzmaßnahmen für das Opfer getroffen werden.

  Hierbei sollte beachtet werden, dass bei einem kurzfristigen Festhalten eher der Tatbestand der Nötigung gemäß § 240 StGB zutrifft.

Zusätzlich zur Reaktion auf Vorfälle sollten Schulen präventive Maßnahmen ergreifen, um Freiheitsberaubungen zu verhindern:

- **Aufklärung:** Schüler sollten über ihre Rechte informiert werden und verstehen, dass sie in einer sicheren Umgebung lernen sollten, in der sie sich frei bewegen können.

- **Schaffung einer offenen Kultur:** Eine Schulumgebung, in der Schüler sich sicher fühlen, Vorfälle zu melden, kann dazu beitragen, dass solche Situationen frühzeitig erkannt und angegangen werden.

- **Schulregeln:** Klare Verhaltensregeln, die die Grenzen des akzeptablen Verhaltens definieren, können helfen, ein respektvolles und sicheres Umfeld zu fördern.

Insgesamt ist es entscheidend, dass Schulen das Thema Freiheitsberaubung ernst nehmen und sowohl auf Vorfälle reagieren als auch präventive Schritte unternehmen, um sicherzustellen, dass alle Schüler in einem sicheren und respektvollen Umfeld lernen können.

Sexualisierte Gewalt

Sexualisierte Gewalt umfasst eine Vielzahl von Übergriffen, die sexuelle Handlungen oder Androhungen beinhalten, die gegen den Willen einer Person erfolgen. Zu den häufigsten Formen gehören:

- **Unerwünschte Berührungen:** Dies kann alles von unangemessenem Körperkontakt bis hin zu körperlichen Übergriffen umfassen, bei denen eine Person gegen ihren Willen berührt wird.

- **Sexuelle Belästigung:** Dazu zählen verbale oder visuelle Übergriffe, wie anstößige Bemerkungen, anzügliche Witze oder das Zeigen von pornografischem Material. Diese Form der Belästigung kann sowohl in der Schule als auch in digitalen Kommunikationsformen (wie sozialen Medien) auftreten.

- **Sexuelle Übergriffe:** Hierbei handelt es sich um schwerwiegendere Straftaten, die über Belästigung und unerwünschte Berührungen hinausgehen, wie z.B. Vergewaltigung oder andere Formen von sexueller Nötigung.

Die Folgen von sexualisierter Gewalt können für die Opfer erheblich und langanhaltend sein:

- **Psychische Auswirkungen:** Die Betroffenen können unter Angstzuständen, Depressionen, posttraumatischen Belastungsstörungen (PTBS) und einem verminderten Selbstwertgefühl leiden. Diese psychischen Folgen können sich negativ auf das soziale

Leben, die schulische Leistung und die allgemeine Lebensqualität auswirken.

- **Physische Auswirkungen:** In einigen Fällen können die Opfer auch körperliche Verletzungen erleiden. Darüber hinaus können sie an sexuell übertragbaren Infektionen oder anderen gesundheitlichen Problemen leiden, die aus Übergriffen resultieren.

Schulen haben eine wichtige Rolle bei der Prävention und dem Umgang mit sexualisierter Gewalt:

- **Schaffung eines sicheren Umfelds:** Schulen sind dafür verantwortlich, ein sicheres und unterstützendes Umfeld zu schaffen, in dem Schüler sich wohlfühlen, ihre Erfahrungen zu teilen. Dazu gehört, ein Klima des Respekts und der Offenheit zu fördern.

- **Aufklärung:** Schulen sollten Programme zur Aufklärung über sexualisierte Gewalt implementieren. Dies kann Schulungen für Schüler, Lehrkräfte und das gesamte Schulpersonal umfassen, um das Bewusstsein für das Thema zu schärfen und die betroffenen Personen zu ermutigen, über ihre Erfahrungen zu sprechen.

- **Richtlinien und Unterstützungssysteme:** Schulen sollten klare

Richtlinien haben, wie mit Vorfällen sexualisierter Gewalt umgegangen wird. Es sollten Anlaufstellen für Opfer eingerichtet werden, wie Vertrauenslehrer oder Beratungsangebote, die den Schülern helfen, Unterstützung zu finden.

Es ist entscheidend, dass Schulen eine Kultur fördern, in der Schüler sich sicher fühlen, über Vorfälle von sexualisierter Gewalt zu sprechen:

- **Vertrauen aufbauen:** Lehrkräfte und Schulpersonal sollten ein vertrauensvolles Verhältnis zu den Schülern aufbauen, um sicherzustellen, dass sie sich wohlfühlen, wenn sie ihre Sorgen äußern.

- **Anonymität und Vertraulichkeit:** Um den Schülern die Angst vor Stigmatisierung zu nehmen, sollten Schulen Anonymität und Vertraulichkeit bei der Meldung von Vorfällen gewährleisten. Dies kann durch anonyme Hotlines oder digitale Meldesysteme geschehen.

- **Unterstützung für die Opfer:** Schulen sollten sicherstellen, dass Opfer von sexualisierter Gewalt die nötige Unterstützung erhalten, sei es durch psychologische Beratung, rechtliche Hilfe oder andere Formen der Unterstützung.

Die Schule sollte auch mit externen Institutionen zusammenarbeiten, um den betroffenen Schülern umfassende Unterstützung zu bieten:

- **Zusammenarbeit mit Fachleuten:** Schulen sollten mit Psychologen, Sozialarbeitern und anderen Fachleuten zusammenarbeiten, um den Schülern die erforderlichen Ressourcen und Unterstützung zur Verfügung zu stellen.

- **Einbindung von Polizei und rechtlichen Institutionen:** Im Falle schwerwiegender Vorfälle sollte die Schule die zuständigen Behörden informieren, um sicherzustellen, dass angemessene Maßnahmen getroffen werden.

Insgesamt ist es entscheidend, dass Schulen sexualisierte Gewalt ernst nehmen, präventive Maßnahmen ergreifen und ein Umfeld schaffen, in dem Schüler sich sicher fühlen, ihre Erfahrungen zu teilen und Unterstützung zu erhalten. Dies ist nicht nur wichtig für das individuelle Wohl der Schüler, sondern auch für die gesamte Schulgemeinschaft.

Besonderheiten bei Verdacht auf Sexualstraftaten

Der Umgang mit Verdachtsfällen von Sexualstraftaten in Schulen erfordert eine hohe Sensibilität und spezifische Kenntnisse, um den betroffenen Schülern angemessen zu helfen. Hier sind einige zentrale Aspekte, die Lehrkräfte und das Schulpersonal beachten sollten:

Sensibilität und Empathie

- **Emotionale Unterstützung:** Wenn ein Schüler den Verdacht äußert, Opfer einer Sexualstraftat geworden zu sein, ist es wichtig, dass Lehrkräfte empathisch und verständnisvoll reagieren. Schüler, die solche Vorfälle berichten, sind oft in einer verletzlichen Lage und benötigen emotionale Unterstützung.

- **Aktives Zuhören:** Lehrkräfte sollten aktiv zuhören und dem Schüler Raum geben, seine Erfahrungen in eigenen Worten zu schildern. Es ist wichtig, den Schüler nicht zu unterbrechen und ihm das Gefühl zu geben, dass seine Aussagen ernst genommen werden.

Vermeidung von Vorverurteilungen

- **Neutralität wahren:** Lehrkräfte sollten darauf achten, keine voreiligen Schlüsse zu ziehen oder den Schüler zu fragen, warum er nicht bereits früher davon berichtet hat. Es ist entscheidend, eine neutrale Haltung einzunehmen und kein Urteil über die Situation oder die beteiligten Personen abzugeben.

- **Stigmatisierung vermeiden:** Lehrkräfte müssen sich bewusst sein, dass der Bericht über eine Sexualstraftat für den Schüler mit Angst vor Stigmatisierung und Konsequenzen verbunden sein kann. Es ist wichtig, eine Umgebung zu schaffen, in der sich der Schüler sicher fühlt, ohne Angst vor negativen Reaktionen zu haben.

Vertrauensvolle Kommunikation

- **Vertraulichkeit wahren:** Lehrkräfte sollten den Schüler darüber informieren, dass das Gespräch vertraulich behandelt wird, jedoch bestimmte Informationen möglicherweise an die zuständigen Stellen weitergegeben werden müssen, um die Sicherheit des Schülers und anderer zu gewährleisten.

- **Ermutigung zur Meldung:** Lehrkräfte sollten den Schüler ermutigen, den Vorfall zu melden, ohne ihn unter Druck zu setzen. Es ist hilfreich, den Schüler über die Schritte zu informieren, die unternommen werden können, und ihm zu versichern, dass er nicht allein mit der Angelegenheit fertig werden muss.

Schulung und Fortbildung

- **Fachliche Schulungen:** Schulen sollten sicherstellen, dass Lehrkräfte regelmäßig geschult werden, um die Anzeichen von sexualisierter Gewalt zu erkennen und angemessen darauf zu reagieren. Dies umfasst auch die Sensibilisierung für die psychologischen Auswirkungen auf die Opfer und die besten Praktiken im Umgang mit ihnen.

- **Ressourcen bereitstellen:** Schulen sollten Lehrkräften Zugang zu Ressourcen und Informationsmaterialien bieten, die ihnen helfen, das Thema besser zu verstehen und zu wissen, wie sie in solchen Situationen handeln können.

Klare Handlungsrichtlinien

- **Vorfallprotokoll:** Es sollten klare Richtlinien vorhanden sein, wie mit Verdachtsfällen umgegangen werden soll. Lehrkräfte sollten wissen, an wen sie sich wenden können (z.B. Vertrauenslehrer, Schulpsychologen, externe Fachstellen) und welche Schritte zur Meldung des Vorfalls erforderlich sind.

- **Koordination mit Fachleuten:** Bei Verdacht auf Sexualstraftaten ist es wichtig, dass Lehrkräfte eng mit Psychologen, Sozialarbeitern und gegebenenfalls der Polizei zusammenarbeiten, um sicherzustellen, dass der Schüler die notwendige Unterstützung erhält.

Unterstützung für das Opfer

- **Nachsorge:** Nach dem ersten Kontakt sollten Lehrkräfte sicherstellen, dass der Schüler weiterhin Unterstützung erhält, sei es durch Gespräche, Beratung oder therapeutische Maßnahmen. Es ist wichtig, den Schüler nicht allein zu lassen und ihm zu zeigen, dass er ernst genommen wird.

- **Schutzmaßnahmen:** Bei akuten Bedrohungen sollten umgehend geeignete Schutzmaßnahmen ergriffen werden, um das Wohl des Schülers zu gewährleisten. Dies kann die Anpassung des Schulumfelds oder die Einbeziehung der Polizei beinhalten.

Insgesamt ist es von entscheidender Bedeutung, dass Lehrkräfte in Fällen von Verdacht auf Sexualstraftaten mit größter Sensibilität und Professionalität handeln. Die Art und Weise, wie sie auf diese Vorfälle reagieren, kann entscheidend dafür sein, ob sich das Opfer sicher fühlt und bereit ist, über seine

Erfahrungen zu sprechen. Ein verantwortungsvoller Umgang mit solchen sensiblen Themen trägt dazu bei, eine unterstützende und schützende Schulumgebung zu schaffen.

So handeln Sie bei Verdacht auf Sexualstraftaten im schulischen Kontext

Wenn Lehrkräfte im schulischen Kontext einen Verdacht auf sexualisierte Gewalt haben, ist es entscheidend, schnell und angemessen zu handeln. Die folgenden Schritte sollten befolgt werden, um sowohl die Sicherheit des betroffenen Schülers zu gewährleisten als auch den rechtlichen und ethischen Anforderungen gerecht zu werden:

Sofortige Dokumentation der Informationen und Beobachtungen

- **Ereignisse festhalten:** Lehrkräfte sollten alle relevanten Informationen und Beobachtungen so schnell wie möglich dokumentieren. Dazu gehören:

    - Datum, Uhrzeit und Ort des Vorfalls.

    - Detaillierte Beschreibungen der betreffenden Äußerungen oder Verhaltensweisen, die den Verdacht erweckt haben.

- o Namen von eventuellen Zeugen oder anderen Beteiligten.

- **Objektivität wahren:** Die Dokumentation sollte objektiv und sachlich sein, ohne persönliche Meinungen oder Spekulationen. Dies ist wichtig, um die Glaubwürdigkeit der Informationen zu gewährleisten, falls die Situation rechtlich relevant wird.

Ein vertrauliches Gespräch mit dem betroffenen Schüler führen und ihm zuhören

- **Ruhige Atmosphäre schaffen:** Es ist wichtig, einen geschützten und ruhigen Raum für das Gespräch auszuwählen, in dem der Schüler sich sicher fühlt. Lehrkräfte sollten darauf achten, dass das Gespräch ohne Störungen oder Ablenkungen stattfinden kann.

- **Aktives Zuhören:** Lehrkräfte sollten dem Schüler aktiv zuhören und ihm die Möglichkeit geben, seine Gedanken und Gefühle auszudrücken. Es ist wichtig, Geduld zu zeigen und nicht zu drängen, damit der Schüler in seinem eigenen Tempo sprechen kann.

- **Vertrauen aufbauen:** Lehrkräfte sollten dem Schüler versichern, dass sie seine Erlebnisse ernst nehmen und dass es in Ordnung ist, über seine Gefühle und Erfahrungen zu sprechen.

Ein empathisches Verständnis kann helfen, das Vertrauen des Schülers zu stärken.

Die Schulleitung und gegebenenfalls die Polizei informieren

- **Meldung an die Schulleitung:** Nach dem vertraulichen Gespräch sollte die Lehrkraft unverzüglich die Schulleitung informieren. Es ist wichtig, alle gesammelten Informationen und Beobachtungen zu übermitteln, um die Schulleitung in die Lage zu versetzen, angemessene Maßnahmen zu ergreifen.

- **Rechtliche Schritte:** In Abhängigkeit von der Schwere des Verdachts kann es notwendig sein, auch die Polizei oder das Jugendamt zu informieren. Die Schulleitung sollte hierbei eng mit den zuständigen Stellen zusammenarbeiten, um sicherzustellen, dass alle rechtlichen Anforderungen erfüllt werden.

Unterstützung durch Fachkräfte, wie Schulpsychologen, anbieten

- **Psychologische Unterstützung:** Es ist entscheidend, dass der betroffene Schüler die notwendige Unterstützung erhält. Lehrkräfte sollten dem Schüler die Möglichkeit anbieten, mit einem Schulpsychologen oder einem anderen Fachmann zu sprechen, der auf die

Unterstützung von Opfern von sexualisierter
Gewalt spezialisiert ist.

- **Ressourcen bereitstellen:** Schulen sollten
  Informationen über externe Beratungsstellen
  oder Hilfsorganisationen bereitstellen, die den
  Schüler zusätzlich unterstützen können. Dies
  kann dem Schüler helfen, sich gestärkt zu
  fühlen und die Unterstützung zu erhalten, die
  er benötigt.

Nachverfolgung der Situation

- **Fortlaufende Unterstützung:** Lehrkräfte sollten
  darauf achten, den Schüler auch nach dem
  ersten Gespräch und der Meldung weiterhin zu
  unterstützen. Regelmäßige Nachfragen können
  helfen, dem Schüler das Gefühl zu geben, dass
  er nicht allein ist und dass seine Sicherheit und
  sein Wohlbefinden Priorität haben.

- **Vertraulichkeit wahren:** Während des
  gesamten Prozesses ist es wichtig, die
  Vertraulichkeit zu wahren und nur die
  notwendigen Personen in die Diskussion
  einzubeziehen. Dies hilft, das Vertrauen des
  Schülers zu erhalten und ihn zu ermutigen,
  offen zu bleiben.

Insgesamt ist es entscheidend, dass Lehrkräfte bei
Verdacht auf sexualisierte Gewalt schnell, einfühlsam

und professionell handeln. Die Umsetzung dieser Schritte kann nicht nur dem betroffenen Schüler helfen, sondern auch dazu beitragen, ein sicheres und unterstützendes Schulumfeld zu fördern.

Eine Strafanzeige ist immer wichtig und in folgenden Fällen unabdingbar

Eine Strafanzeige sollte insbesondere in Fällen von:

- Körperlicher Gewalt,

- Raub,

- Freiheitsberaubung,

- Sexualisierter Gewalt unverzüglich erstattet werden. Eine rechtzeitige Anzeige kann dazu beitragen, weitere Taten zu verhindern und die Täter zur Verantwortung zu ziehen.

Straftaten sollten nicht bagatellisiert werden, unter Umständen ist auch bei Kindern als Täter eine Meldung an die Behörden zu prüfen.

Besondere Formen von Gewalt

Mobbing/Bullying

Mobbing stellt eine wiederholte und systematische Form von aggressivem Verhalten dar, bei dem ein Schüler oder eine Schülerin absichtlich über einen längeren Zeitraum hinweg belästigt, schikaniert oder ausgeschlossen wird. Dieser Prozess kann sowohl physische als auch psychische Gewalt umfassen, wobei häufige Formen von Mobbing verbale Angriffe, soziale Isolation, Cybermobbing und körperliche Übergriffe sind. Mobbing hat nicht nur unmittelbare negative Auswirkungen auf das betroffene Opfer, sondern kann auch langfristige psychische und emotionale Schäden verursachen, die die Lebensqualität und den schulischen Erfolg erheblich beeinträchtigen.

Präventive Maßnahmen in Schulen

Um Mobbing effektiv zu bekämpfen, müssen Schulen umfassende präventive Maßnahmen ergreifen. Dies umfasst unter anderem:

1. **Sensibilisierung der Schulgemeinschaft:** Schulen sollten Programme zur Aufklärung über Mobbing durchführen, um Schüler, Lehrer und Eltern für die Thematik zu sensibilisieren.

Workshops, Informationsveranstaltungen und Schulprojekte können helfen, das Bewusstsein zu schärfen und das Verständnis für die Auswirkungen von Mobbing zu fördern.

2. **Entwicklung eines klaren Anti-Mobbing-Konzepts:** Ein effektives Anti-Mobbing-Konzept sollte alle Beteiligten einbeziehen und Maßnahmen zur Prävention, Intervention und Nachverfolgung von Mobbingvorfällen beinhalten. Dieses Konzept sollte klar definierte Verhaltensrichtlinien enthalten, die den Umgang mit Mobbingfällen regeln.

3. **Schaffung eines positiven Schulklimas:** Ein unterstützendes und respektvolles Schulumfeld ist entscheidend für die Prävention von Mobbing. Schulen sollten Aktivitäten fördern, die den Zusammenhalt und die Gemeinschaft stärken, wie z.B. Teambuilding-Übungen, Klassenfahrten oder gemeinsame Projekte.

4. **Einführung von Meldesystemen:** Schulen sollten ein anonymes und zugängliches Meldesystem einrichten, das es Schülern ermöglicht, Mobbingvorfälle sicher und ohne Angst vor Repressalien zu melden. Dies kann dazu beitragen, dass Mobbing schneller erkannt und behandelt wird.

5. **Schulung des Lehrpersonals:** Lehrkräfte sollten regelmäßig geschult werden, um Mobbing zu erkennen und angemessen darauf zu reagieren. Dies umfasst sowohl präventive Maßnahmen als auch die Entwicklung von Strategien zur Intervention, wenn Mobbing auftritt.

Implementierung des Anti-Mobbing-Konzepts

Die Implementierung eines Anti-Mobbing-Konzepts erfordert die aktive Beteiligung aller Mitglieder der Schulgemeinschaft – Schüler, Lehrer, Eltern und Schulverwaltung. Es sollte regelmäßig evaluiert und angepasst werden, um sicherzustellen, dass es effektiv ist und den aktuellen Bedürfnissen der Schüler gerecht wird. Ein transparentes Vorgehen und die Einbeziehung der Schüler in die Entwicklung und Umsetzung des Konzepts können zudem dazu beitragen, das Engagement für ein respektvolles Miteinander zu fördern und Mobbing im schulischen Kontext nachhaltig zu reduzieren.

Durch die Kombination dieser Ansätze können Schulen ein sicheres und unterstützendes Lernumfeld schaffen, in dem Mobbing keinen Platz hat und alle Schüler die Möglichkeit haben, sich positiv zu entwickeln.

Cybermobbing

Um diesen Herausforderungen entgegenzuwirken, sollten Schulen proaktive Maßnahmen ergreifen, um Schüler über die Gefahren und Folgen von Cybermobbing aufzuklären. Dies umfasst:

1. **Bildungsprogramme:** Schulen sollten regelmäßige Schulungen und Workshops anbieten, die das Bewusstsein für Cybermobbing schärfen. Diese Programme sollten die verschiedenen Formen des Cybermobbings, die psychologischen Auswirkungen auf die Opfer und die rechtlichen Rahmenbedingungen beleuchten.

2. **Förderung von Medienkompetenz:** Schüler sollten in der Nutzung digitaler Technologien geschult werden, um verantwortungsbewusste und respektvolle Online-Kommunikation zu fördern. Dies kann durch Projekte zur Medienkompetenz geschehen, die den sicheren Umgang mit sozialen Medien und den Schutz der eigenen Privatsphäre thematisieren.

3. **Etablierung klarer Richtlinien:** Schulen sollten klare Richtlinien für den Umgang mit Cybermobbing-Vorfällen entwickeln. Diese Richtlinien sollten nicht nur das Erkennen und Melden von Vorfällen, sondern auch die

Konsequenzen für Täter und Unterstützung für die Betroffenen umfassen. Es ist wichtig, dass Schüler wissen, an wen sie sich im Falle eines Vorfalls wenden können, und dass sie sich dabei sicher fühlen.

4. **Einbindung der Eltern:** Die Aufklärung über Cybermobbing sollte auch die Eltern einbeziehen. Informationsveranstaltungen oder Workshops können Eltern helfen, die Anzeichen von Cybermobbing zu erkennen und ihren Kindern Unterstützung zu bieten. Eine enge Zusammenarbeit zwischen Schule und Elternhaus ist entscheidend, um ein gemeinsames Verständnis für die Problematik zu entwickeln.

5. **Schaffung einer unterstützenden Schulumgebung:** Schulen sollten eine Kultur fördern, die Respekt, Empathie und Toleranz betont. Ein positives Schulklima kann dazu beitragen, das Risiko von Cybermobbing zu verringern und Schüler zu ermutigen, respektvoll miteinander umzugehen.

Durch die Umsetzung dieser Maßnahmen können Schulen nicht nur das Bewusstsein für Cybermobbing schärfen, sondern auch ein sicheres und unterstützendes Umfeld schaffen, in dem Schüler sich wohlfühlen und ihre digitalen Rechte und Pflichten verstehen. Es ist von entscheidender Bedeutung, das Thema Cybermobbing ernst zu nehmen und umfassende Präventionsstrategien zu entwickeln, um die negativen Auswirkungen auf die Schülergemeinschaft zu minimieren.

Amok

Amokläufe in Schulen sind seltene, aber äußerst traumatisierende Ereignisse, die nicht nur für die direkt betroffenen Schüler, Lehrer und Mitarbeiter, sondern auch für die gesamte Schulgemeinschaft und die umliegende Gemeinde schwerwiegende psychologische und soziale Folgen haben können. Der Schock und die Trauer, die solche Vorfälle auslösen, können lange nach dem Ereignis anhalten und das Gefühl der Sicherheit im schulischen Umfeld grundlegend erschüttern.

Notwendigkeit von Notfallplänen

Um auf solch kritische Situationen vorbereitet zu sein, sollten Schulen umfassende Notfallpläne entwickeln. Diese Pläne sollten spezifische Handlungsanweisungen für verschiedene Szenarien enthalten, die im Falle eines Amoklaufs relevant sind, wie etwa:

1. **Evakuierungs- und Schutzmaßnahmen:** Klare Anweisungen, wie sich Schüler und Lehrkräfte

im Ernstfall verhalten sollen, um sich in Sicherheit zu bringen. Dazu gehört die Festlegung von sicheren Räumen innerhalb der Schule sowie Fluchtwegen, die im Voraus eingeübt werden sollten.

2. **Kommunikationsstrategien:** Ein effektives System zur Kommunikation während eines Notfalls ist entscheidend. Schulen sollten sicherstellen, dass alle Beteiligten – einschließlich Schüler, Lehrer, Verwaltung und Notfalldienste – schnell und effektiv informiert werden können, um Verwirrung und Panik zu vermeiden.

3. **Zusammenarbeit mit den Behörden:** Die enge Zusammenarbeit mit lokalen Sicherheitskräften, wie Polizei und Feuerwehr, ist unerlässlich. Schulen sollten regelmäßige Besprechungen mit diesen Behörden einplanen, um ihre Notfallpläne zu überprüfen und gegebenenfalls anzupassen.

Durchführung von Sicherheitsübungen

Regelmäßige Sicherheitsübungen sind ein weiterer wichtiger Bestandteil der Vorbereitung auf eine mögliche Notfallsituation. Diese Übungen sollten folgende Aspekte umfassen:

1. **Realistische Szenarien:** Die Übungen sollten so gestaltet sein, dass sie realistische Gefahrensituationen simulieren. Dabei sollten sowohl Evakuierungsübungen als auch Lockdown-Übungen durchgeführt werden, um den Schülern und Lehrern die unterschiedlichen Reaktionsmöglichkeiten näherzubringen.

2. **Einbeziehung der gesamten Schulgemeinschaft:** Alle Mitglieder der Schule – Schüler, Lehrer, Verwaltungspersonal und gegebenenfalls Eltern – sollten an den Übungen teilnehmen, um ein gemeinsames Verständnis der Notfallprozeduren zu fördern. Dies trägt dazu bei, dass sich alle im Ernstfall sicherer und vorbereiteter fühlen.

3. **Nachbesprechungen und Feedback:** Nach jeder Übung sollte eine Nachbesprechung stattfinden, in der die Teilnehmer ihre Erfahrungen und Beobachtungen teilen können. Dies ermöglicht es der Schule, die Abläufe zu optimieren und mögliche Schwächen im Notfallplan zu identifizieren.

Psychologische Unterstützung

Neben der praktischen Vorbereitung ist es ebenso wichtig, psychologische Unterstützung für die Schüler und das Schulpersonal zu gewährleisten. Nach einem Vorfall oder auch nach den Übungen sollten Ressourcen für psychologische Hilfe bereitgestellt werden, um den Betroffenen zu helfen, mit den emotionalen und psychischen Belastungen umzugehen.

Durch die Entwicklung und Implementierung umfassender Notfallpläne sowie regelmäßiger Sicherheitsübungen können Schulen nicht nur die Sicherheit ihrer Schüler und Mitarbeiter erhöhen, sondern auch das Vertrauen und das Gefühl der Sicherheit innerhalb der Schulgemeinschaft stärken. Es ist von entscheidender Bedeutung, dass Schulen proaktiv handeln, um auf mögliche Bedrohungen vorbereitet zu sein und um sicherzustellen, dass sie im Ernstfall schnell und effektiv reagieren können.

Empfehlungen für Schulleitung und Lehrkräfte

Um ein sicheres und unterstützendes Schulumfeld zu gewährleisten, sollten die Schulleitung und Lehrkräfte eine Reihe von gezielten Maßnahmen ergreifen. Diese Empfehlungen zielen darauf ab, sowohl präventiv als auch reaktiv auf potenzielle Herausforderungen zu reagieren und das allgemeine Wohlbefinden der Schüler zu fördern.

Ein sicheres und unterstützendes Schulumfeld ist die Grundlage für das Lernen und die persönliche Entwicklung der Schüler. Die Schulleitung und Lehrkräfte sollten:

- **Eine positive Schulklima schaffen:** Dies beinhaltet die Förderung von Respekt, Toleranz und Empathie unter den Schülern. Aktivitäten wie Team-Building-Events, Klassenprojekte und soziale Veranstaltungen können dazu beitragen, den Zusammenhalt zu stärken und ein Gefühl der Gemeinschaft zu fördern.

- **Räumliche Sicherheit gewährleisten:** Die Schule sollte über Sicherheitsmaßnahmen verfügen, wie z. B. gut beleuchtete Eingänge, Überwachung durch Schulpersonal und gegebenenfalls Sicherheitskameras. Die Schulgebäude sollten so gestaltet sein, dass sie sowohl physische als auch emotionale Sicherheit bieten.

- **Anlaufstellen für Unterstützung einrichten:** Es sollten klare Anlaufstellen für Schüler geschaffen werden, an die sie sich bei Problemen oder in Krisensituationen wenden können. Dazu gehören Schulpsychologen, Vertrauenslehrer oder geschulte Fachkräfte, die den Schülern mit Rat und Tat zur Seite stehen.

Die Schulleitung sollte sicherstellen, dass regelmäßige Schulungen und Fortbildungsmaßnahmen für Lehrkräfte und Mitarbeiter durchgeführt werden. Diese Schulungen sollten folgende Themen abdecken:

- **Gewaltprävention:** Lehrkräfte sollten in der Lage sein, Anzeichen von Gewalt oder aggressivem Verhalten frühzeitig zu erkennen und angemessen darauf zu reagieren. Schulungen könnten auch Strategien zur Deeskalation von Konflikten umfassen.

- **Mobbing-Prävention:** Schulungen sollten sich mit den verschiedenen Formen von Mobbing, einschließlich Cybermobbing, auseinandersetzen und Lehrkräften Werkzeuge an die Hand geben, um Mobbing zu erkennen, zu intervenieren und den Opfern zu helfen. Das Einführen von Programmen zur Stärkung des Selbstwertgefühls bei Schülern kann ebenfalls Teil dieser Schulungen sein.

- **Umgang mit Krisensituationen:** Lehrkräfte sollten auf Notfälle vorbereitet sein und wissen, wie sie in kritischen Situationen reagieren können. Dies umfasst Notfallpläne, Evakuierungsprozeduren sowie den Umgang mit traumatisierten Schülern nach einem Vorfall. Regelmäßige Übungen und

Simulationen können helfen, das Wissen zu festigen.

Eine offene und transparente Kommunikation ist entscheidend für die Schaffung eines unterstützenden Schulumfelds. Die Schulleitung und Lehrkräfte sollten:

- **Regelmäßige Meetings und Informationsveranstaltungen:** Die Schule sollte regelmäßige Treffen für Eltern, Lehrer und Schüler organisieren, um Informationen auszutauschen, Anliegen zu besprechen und Feedback zu geben. Diese Veranstaltungen können helfen, das Vertrauen zwischen den Beteiligten zu stärken.

- **Einbindung von Eltern:** Eltern sollten aktiv in den schulischen Alltag einbezogen werden, sei es durch Elternabende, Workshops oder freiwillige Projekte. Dies fördert nicht nur die Zusammenarbeit zwischen Schule und Elternhaus, sondern stärkt auch das Bewusstsein für die Herausforderungen, mit denen Schüler konfrontiert sind.

- **Anonymisierte Feedback-Mechanismen:** Um eine ehrliche und offene Rückmeldung zu ermöglichen, sollten Schulen anonyme Umfragen oder Boxen einrichten, in denen

Schüler und Eltern ihre Bedenken oder Vorschläge äußern können. Dies gibt der Schulleitung wertvolle Einblicke in die Bedürfnisse und Herausforderungen der Schulgemeinschaft.

Durch die Umsetzung dieser Empfehlungen können Schulleitung und Lehrkräfte aktiv dazu beitragen, ein sicheres und unterstützendes Umfeld zu schaffen, in dem Schüler sich wohlfühlen, lernen und ihr volles Potenzial ausschöpfen können. Ein solches Engagement ist von entscheidender Bedeutung, um sowohl präventiv als auch reaktiv auf Herausforderungen zu reagieren und die Schulgemeinschaft zu stärken.

Klares Nein zu Waffen

In der heutigen Zeit ist es unerlässlich, dass Schulen ein unmissverständliches und eindeutiges Verbot von Waffen aussprechen. Ein solches Verbot sollte nicht nur als formale Regel angesehen werden, sondern als integraler Bestandteil der Schulkultur, die das Wohlbefinden und die Sicherheit aller Schüler und Mitarbeiter fördert. Um die Sicherheit in Schulen zu gewährleisten, sollten die folgenden Maßnahmen und Strategien implementiert werden:

Eine Nulltoleranzregelung bedeutet, dass der Umgang mit Waffen und anderen gefährlichen Gegenständen in der Schule unter keinen Umständen toleriert wird. Diese Rechtsprechung sollte klare Konsequenzen für Verstöße definieren, die für alle Mitglieder der Schulgemeinschaft gelten. Folgende Aspekte sind dabei wichtig:

- **Klare Richtlinien:** Schulen sollten detaillierte Richtlinien erstellen, die festlegen, was als Waffe oder gefährlicher Gegenstand gilt. Dazu gehören nicht nur Schusswaffen, sondern auch Messer, explosive Materialien und andere potenziell gefährliche Objekte. Diese Richtlinien sollten in den Schulordnungen verankert und allen Schülern, Lehrern und Eltern zugänglich gemacht werden.

- **Strenge Durchsetzung:** Die Schulleitung muss sicherstellen, dass die Nulltoleranzpolitik konsequent durchgesetzt wird. Bei Verstößen sollten klare Maßnahmen ergriffen werden, die von Verwarnungen bis hin zu Ausschlüssen oder sogar rechtlichen Konsequenzen reichen können. Es ist wichtig, dass alle Beteiligten, einschließlich Schüler, Lehrer und Eltern, über die möglichen Folgen informiert sind, um ein gemeinsames Verständnis der Ernsthaftigkeit der Thematik zu schaffen.

Die Aufklärung über die Gefahren von Waffen ist ein zentraler Bestandteil der Präventionsstrategie. Schulen sollten Programme und Initiativen entwickeln, die Schüler über die Risiken und Konsequenzen des Umgangs mit Waffen informieren. Folgende Maßnahmen können hierbei hilfreich sein:

- **Bildungsprogramme:** Schulen sollten altersgerechte Bildungsprogramme anbieten, die sich mit den Gefahren von Waffen und deren möglichem Einsatz auseinandersetzen. Diese Programme können Workshops, Seminare und interaktive Veranstaltungen umfassen, die den Schülern die realen Risiken verdeutlichen und ihnen helfen, die Folgen ihrer Handlungen zu verstehen.

- **Einbindung von Experten:** Fachleute, wie Polizeibeamte, Psychologen oder Sozialarbeiter, können in die Aufklärungsarbeit eingebunden werden. Sie können authentische Perspektiven und Erfahrungen teilen, die den Schülern helfen, die Thematik besser zu verstehen. Solche Experten können auch präventive Strategien vermitteln, die Schüler dazu ermutigen, in gefährlichen Situationen die richtigen Entscheidungen zu treffen und Hilfe zu suchen.

- **Peer-to-Peer-Programme:** Schüler können in die Aufklärungsarbeit einbezogen werden, indem sie selbst Programme entwickeln und durchführen. Peer-to-Peer-Ansätze fördern die Kommunikation und den Austausch unter den Schülern und können effektiver sein, da sie von Gleichaltrigen stammen, die ähnliche Herausforderungen und Erfahrungen teilen.

Neben der klaren Ablehnung von Waffen sollten Schulen auch einen respektvollen und verantwortungsvollen Umgang miteinander fördern. Dies umfasst:

- **Soziale und emotionale Bildung:** Schulen sollten Programme zur sozialen und emotionalen Bildung implementieren, die die Entwicklung von Empathie, Konfliktlösungskompetenzen und verantwortungsvollem Verhalten unterstützen. Solche Programme helfen den Schülern, ihre Emotionen besser zu verstehen und zu regulieren, was potenziell gewalttätige Konfrontationen verhindern kann.

- **Stärkung der Gemeinschaft:** Eine starke und unterstützende Schulgemeinschaft kann dazu beitragen, dass sich Schüler sicherer fühlen und weniger geneigt sind, zu Waffen zu greifen. Schulen sollten Aktivitäten und

Veranstaltungen fördern, die den Zusammenhalt stärken und ein Gefühl der Zugehörigkeit schaffen.

Die Einbeziehung von Eltern und der breiteren Gemeinschaft ist entscheidend für den Erfolg der Nulltoleranzregelung im Zusammenhang mit Waffen und der Aufklärungsmaßnahmen:

- **Elterninformation:** Schulen sollten Eltern regelmäßig über die Richtlinien und Programme informieren, die im Zusammenhang mit Waffenverboten stehen. Informationsabende und Workshops können dazu beitragen, dass Eltern die Themen verstehen und zu Hause ebenfalls darüber sprechen.

- **Gemeinschaftspartnerschaften:** Schulen sollten Partnerschaften mit lokalen Behörden, Organisationen und Initiativen eingehen, die sich mit Gewaltprävention und Sicherheit beschäftigen. Eine gemeinsame Anstrengung kann die Wirkung der Maßnahmen verstärken und ein umfassenderes Unterstützungsnetzwerk schaffen.

Durch die Umsetzung dieser Maßnahmen kann eine Schule ein starkes und unmissverständliches Zeichen gegen den Einsatz von Waffen setzen. Ein klares Nein zu Waffen ist entscheidend, um eine sichere Lernumgebung zu schaffen, in der Schüler sich wohlfühlen, respektiert werden und ihr volles Potenzial entfalten können.

Empfehlungen für Schüler

Um eine sichere und respektvolle Lernumgebung zu schaffen, ist es von großer Bedeutung, dass Schüler dazu ermutigt werden, sich aktiv gegen Gewalt zu positionieren. Gewalt in der Schule kann viele Formen annehmen, sei es physische, verbale oder psychische Gewalt, und es liegt in der Verantwortung aller Schüler, ein Umfeld zu fördern, in dem solche Verhaltensweisen keinen Platz haben. Zu diesem Zweck sollten die folgenden Empfehlungen in den Mittelpunkt gerückt werden:

Es ist von entscheidender Bedeutung, dass Schüler verstehen, dass sie nicht allein sind, wenn sie Zeugen oder Opfer von Gewalt werden. Das rechtzeitige Suchen von Hilfe kann nicht nur die betroffene Person schützen, sondern auch dazu beitragen, dass die Situation schnell und effektiv entschärft wird. Dazu gehören:

- **Identifizieren von Vertrauenspersonen:** Schüler sollten wissen, an wen sie sich in ihrer Schule wenden können, wenn sie Hilfe benötigen. Dies können Lehrer, Schulpsychologen,

Vertrauenslehrer oder andere Mitarbeiter der Schule sein. Es ist wichtig, dass die Schüler ermutigt werden, Vertrauen zu diesen Personen aufzubauen, damit sie sich sicher fühlen, wenn sie Hilfe suchen.

- **Wahrnehmung von Notfällen:** Schüler sollten geschult werden, wie sie Situationen erkennen können, in denen sofortige Hilfe erforderlich ist. Dies schließt das Verständnis dafür ein, wann es angemessen ist, das Gespräch zu suchen oder Hilfe von Dritten anzufordern, sei es durch das Informieren von Lehrern oder das Anrufen von Notdiensten, wenn die Situation es erfordert.

- **Nutzung von Anlaufstellen:** Schulen sollten Informationen über Anlaufstellen bereitstellen, die außerhalb der Schule existieren, wie beispielsweise Beratungsstellen oder Hotlines, die Schüler in Krisensituationen kontaktieren können. Diese Ressourcen können entscheidend sein, um langfristige Unterstützung zu bieten.

Ein positives Schulklima ist unerlässlich für das Wohlbefinden aller Schüler und kann dazu beitragen, Gewalt zu reduzieren. Schüler sollten aktiv daran arbeiten, eine unterstützende Gemeinschaft zu schaffen, indem sie:

- **Solidarität zeigen:** Schüler sollten ermutigt werden, sich aktiv für ihre Mitschüler einzusetzen. Das bedeutet, dass sie bei Mobbing oder Ausgrenzung eingreifen sollten, sei es durch direkte Unterstützung der betroffenen Person oder indem sie die Situation einem Erwachsenen melden. Solidarität kann auch bedeuten, einfach für jemanden da zu sein, der Schwierigkeiten hat.

- **Engagement in Schulaktivitäten:** Die Teilnahme an schulischen Veranstaltungen, Clubs oder Projekten, die den Zusammenhalt und das Miteinander fördern, kann dazu beitragen, das Gemeinschaftsgefühl zu stärken. Schüler sollten ermutigt werden, eigene Initiativen zu gründen oder sich bestehenden Gruppen anzuschließen, die sich für ein positives Miteinander einsetzen.

- **Offene Kommunikation:** Schüler sollten lernen, offen über ihre Gefühle und Erfahrungen zu sprechen und anderen zuzuhören. Durch aktive Kommunikation können Missverständnisse beseitigt und ein respektvoller Umgang gefördert werden. Diskussionsrunden oder regelmäßige Klassengespräche können eine gute Plattform bieten, um diese Themen anzusprechen.

Ein wichtiges Element im Kampf gegen Gewalt ist das Bewusstsein über die eigenen Rechte und die verfügbaren Möglichkeiten. Schüler sollten sich darüber im Klaren sein, dass sie das Recht auf eine sichere Lernumgebung haben und dass es Ressourcen gibt, die ihnen helfen können. Die folgenden Punkte sind hierbei entscheidend:

- **Rechte kennen:** Schüler sollten über ihre Rechte informiert werden, sowohl im schulischen als auch im rechtlichen Kontext. Dazu gehört das Recht auf Schutz vor Gewalt, das Recht, Unterstützung zu erhalten, und das Recht, ihre Stimme in Angelegenheiten, die sie betreffen, zu erheben. Schulungen oder Informationsveranstaltungen könnten dazu beitragen, dieses Wissen zu verbreiten.

- **Verfügbarkeit von Ressourcen:** Schulen sollten Informationen über Ressourcen bereitstellen, die Schüler in Anspruch nehmen können, wenn sie Unterstützung benötigen. Dazu zählen Beratungsangebote, Selbsthilfegruppen und Informationsmaterialien, die rechtliche und psychologische Hilfen erläutern.

- **Aktive Mitgestaltung:** Schüler sollten ermutigt werden, sich aktiv an der Gestaltung ihrer Schule zu beteiligen. Dies kann durch die Teilnahme an Schülervertretungen oder durch das Einbringen von Ideen und Vorschlägen zur Verbesserung des Schulklimas geschehen. Indem Schüler Verantwortung übernehmen und aktiv Einfluss nehmen, lernen sie, für ihre Rechte und die ihrer Mitschüler einzutreten.

Die aktive Positionierung gegen Gewalt ist eine gemeinsame Verantwortung aller Schüler. Durch das Suchen von Hilfe bei Übergriffen, das Unterstützen ihrer Mitschüler und das Informieren über ihre Rechte können Schüler nicht nur ihre eigene Sicherheit gewährleisten, sondern auch einen positiven Beitrag zu einem respektvollen und gewaltfreien Schulklima leisten. Diese Empfehlungen fördern nicht nur das individuelle Handeln, sondern stärken auch die Gemeinschaft und das Miteinander innerhalb der Schule.

Stärkung des Sicherheitsgefühls ohne Waffen

Um das Sicherheitsgefühl der Schüler nachhaltig zu stärken, ist es von großer Bedeutung, dass Schulen aktiv Maßnahmen ergreifen, die auf die persönliche Entwicklung und das soziale Miteinander abzielen. Ein Ansatz, der ohne den Einsatz von Waffen auskommt, fördert nicht nur das Sicherheitsbewusstsein, sondern trägt auch zur Schaffung eines respektvollen und harmonischen

Schulklimas bei. Die folgenden Maßnahmen sollten in den Mittelpunkt gerückt werden:

Programme zur Stärkung des Selbstbewusstseins anbieten

Ein starkes Selbstbewusstsein ist ein wesentlicher Faktor für das Sicherheitsgefühl von Schülern. Wenn Schüler sich ihrer Stärken und Fähigkeiten bewusst sind, können sie selbstbewusster auftreten und sich besser gegen negative Einflüsse zur Wehr setzen. Schulen sollten daher gezielte Programme implementieren, die folgende Aspekte umfassen:

- **Selbstwert-Workshops:** Diese Workshops können verschiedene Themen behandeln, wie z.B. persönliche Stärken erkennen, sich selbst akzeptieren und Selbstvertrauen aufbauen. Durch praktische Übungen und Rollenspiele können Schüler lernen, wie sie in herausfordernden Situationen stark bleiben können.

- **Mentoring-Programme:** Ältere Schüler oder Lehrer können als Mentoren fungieren und jüngeren Schülern helfen, Selbstbewusstsein und soziale Kompetenzen zu entwickeln. Diese Mentor-Beziehungen bieten nicht nur Unterstützung, sondern auch positive Vorbilder, die Schüler inspirieren können.

- **Zielsetzungs-Workshops:** Schüler sollten lernen, realistische und erreichbare Ziele zu setzen. Durch das Erarbeiten von persönlichen Zielen und das Feiern von Fortschritten können sie ein Gefühl der Selbstwirksamkeit erleben, was ihr Selbstbewusstsein stärkt.

Team- und Vertrauensspiele durchführen, die den Zusammenhalt fördern

Team- und Vertrauensspiele sind hervorragende Mittel, um den Zusammenhalt unter Schülern zu stärken und das Gefühl der Zugehörigkeit zu fördern. Diese Aktivitäten können in verschiedenen Formen durchgeführt werden:

- **Kreative Team-Events:** Organisierte Veranstaltungen, bei denen Schüler in Gruppen arbeiten müssen, um Probleme zu lösen oder kreative Aufgaben zu bewältigen, fördern die Zusammenarbeit und Interaktion. Dabei wird nicht nur der Teamgeist gestärkt, sondern auch das Vertrauen in die Fähigkeiten der Mitschüler.

- **Vertrauensübungen:** Übungen, die Vertrauen erfordern, wie z.B. das „Vertrauensfall"-Spiel, wo ein Schüler sich rückwärts fallen lässt und von seinen Mitschülern aufgefangen wird, können helfen, Ängste abzubauen und die

Gruppendynamik zu verbessern. Solche
Erfahrungen zeigen den Schülern, dass sie sich
aufeinander verlassen können.

- **Teambuilding-Exkursionen:** Gemeinsame
Ausflüge oder Abenteueraktivitäten, wie
Klettern oder Orientierungsläufe, bieten
Schülern die Gelegenheit, sich in einem
informellen Rahmen besser kennenzulernen
und Vertrauen aufzubauen. Solche Erlebnisse
stärken die sozialen Bindungen und fördern ein
positives Schulklima.

Schüler ermutigen, sich gegenseitig zu unterstützen und ein respektvolles Miteinander zu leben

Ein respektvolles Miteinander ist entscheidend für die
Schaffung eines sicheren Lernumfeldes. Schulen
sollten die Schüler aktiv dazu ermutigen, einander zu
unterstützen und sich für eine positive Gemeinschaft
einzusetzen. Dies kann durch folgende Maßnahmen
geschehen:

- **Peer-Support-Programme:** Schüler können in
Programmen geschult werden, in denen sie
lernen, wie sie anderen helfen können, sei es
durch Zuhören, Unterstützung in schwierigen
Zeiten oder durch das Ansprechen von
Problemen. Diese Art der Unterstützung

fördert nicht nur den Zusammenhalt, sondern auch das Verantwortungsbewusstsein.

- **Kampagnen für Respekt und Toleranz:** Schulen können Initiativen ins Leben rufen, die sich für Respekt und Toleranz starkmachen. Diese Kampagnen können durch Plakate, Workshops und Präsentationen unterstützt werden, um das Bewusstsein für unterschiedliche Hintergründe und Perspektiven zu schärfen.

- **Regelmäßige Reflexion und Feedback:** Schüler sollten die Gelegenheit erhalten, über ihre Erfahrungen und das soziale Klima in der Schule zu reflektieren. Durch regelmäßige Feedback-Runden können Probleme frühzeitig erkannt und Lösungen gemeinsam erarbeitet werden. Dies fördert nicht nur die Kommunikation, sondern stärkt auch das Gefühl der Mitverantwortung.

Insgesamt ist es entscheidend, dass Schulen ein umfassendes Konzept zur Prävention und Intervention von Gewalt im schulischen Kontext entwickeln. Durch die Kombination von Selbstbewusstseinsbildung, Team- und Vertrauensspielen sowie der Förderung eines respektvollen Miteinanders können Schüler in einem sicheren und unterstützenden Lernumfeld aufblühen.

Nur durch die Zusammenarbeit aller Beteiligten – Schüler, Lehrkräfte, Eltern und Schulverantwortliche – kann ein Klima geschaffen werden, in dem Schüler sich wohlfühlen, ihre Potenziale entfalten und zu verantwortungsbewussten Mitgliedern der Gesellschaft heranwachsen können.

Fazit

Kapitel 5 behandelt die verschiedenen Formen von Straftaten im schulischen Umfeld und verdeutlicht die Notwendigkeit, diese ernst zu nehmen und aktiv dagegen vorzugehen. Die Schule ist ein zentraler Ort für die Entwicklung junger Menschen, und ein sicheres, unterstützendes Umfeld ist entscheidend für das Lernen und die persönliche Entfaltung. Leider sind jedoch auch Schulen nicht immun gegen Gewalt und Straftaten, und es ist unerlässlich, dass Lehrkräfte, Schüler und Eltern sich der Risiken bewusst sind und wissen, wie sie in solchen Situationen handeln können.

Verbale Gewalt wird als eine der häufigsten Formen von Gewalt im schulischen Kontext identifiziert. Sie kann schwerwiegende psychologische Folgen für die Betroffenen haben, darunter Angstzustände, Depressionen und ein gesenktes Selbstwertgefühl. Die Schaffung eines respektvollen Schulklimas durch präventive Maßnahmen und die Vorbildfunktion der Lehrkräfte sind unerlässlich, um verbale Gewalt zu reduzieren.

Körperliche Gewalt und **Körperverletzung** stellen eine weitere ernstzunehmende Bedrohung dar. Die unmittelbaren physischen und psychischen Folgen für die Opfer sind gravierend, und das allgemeine Sicherheitsgefühl innerhalb der Schule wird stark beeinträchtigt. Schulen müssen klare Richtlinien zur Gewaltprävention und -intervention implementieren, um ein sicheres Lernumfeld zu gewährleisten.

Raub und **Freiheitsberaubung** sind weitere Formen von Gewalt, die in Schulen vorkommen können. Die psychischen Auswirkungen auf die Betroffenen sind tiefgreifend, und die Schulen sind gefordert, präventive Maßnahmen zu ergreifen und im Notfall angemessen zu reagieren. Die Zusammenarbeit mit der Polizei kann in solchen Situationen entscheidend sein, um die Sicherheit aller Schüler und Mitarbeiter zu gewährleisten.

Die Thematik der **sexualisierten Gewalt** erfordert besondere Sensibilität. Schulen müssen ein sicheres Umfeld schaffen, in dem Schüler sich wohlfühlen, ihre Erfahrungen zu teilen. Aufklärung, Unterstützungssysteme und gezielte Schulungen für das Schulpersonal sind notwendig, um angemessen auf Verdachtsfälle zu reagieren und den Opfern die notwendige Hilfe zukommen zu lassen.

Darüber hinaus wird das Thema **Mobbing** als eine systematische Form von Gewalt behandelt, die sowohl physische als auch psychische Auswirkungen auf die Opfer hat. Schulen sollten ein umfassendes Anti-Mobbing-Konzept entwickeln, das Prävention, Intervention und Nachverfolgung umfasst. Die Schaffung eines positiven Schulklimas ist hierbei von höchster Bedeutung.

Insgesamt wird deutlich, dass Schulen eine aktive Rolle im Umgang mit Gewalt und Straftaten spielen müssen. Durch präventive Maßnahmen, klare Richtlinien und die Förderung eines respektvollen Miteinanders können sie ein sicheres und unterstützendes Lernumfeld schaffen. Es ist entscheidend, dass alle Beteiligten – Schüler, Lehrkräfte, Eltern und die Schulverwaltung – zusammenarbeiten, um die Herausforderungen, die mit Gewalt und Straftaten verbunden sind, zu bewältigen. Nur so kann eine Schule ein Ort des Lernens, der Sicherheit und des Wohlbefindens für alle Schüler sein.

Kapitel 6: Fallstudien und Beispiele

Um die Auswirkungen von Gewalt in Schulen besser zu verstehen, können wir auf einige Fallstudien und Beispiele zurückgreifen.

Mobbing in Schulen

Mobbing ist ein ernstzunehmendes Problem in Schulen und stellt eine der häufigsten Formen von Gewalt dar, die sowohl physische als auch psychische Dimensionen umfasst. Es handelt sich um wiederholte, absichtliche Angriffe auf eine Person, wobei die Täter oft ein Machtungleichgewicht zu ihren Gunsten ausnutzen. Mobbing kann sich in verschiedenen Formen äußern, darunter verbale Angriffe (z. B. Beschimpfungen, Hänseleien), soziale Isolation, Cybermobbing und sogar körperliche Gewalt. Die Auswirkungen von Mobbing sind weitreichend und betreffen nicht nur die direkt Betroffenen, sondern auch die gesamte Schulgemeinschaft.

Beispiel: Der Fall eines Schülers

Nehmen wir das Beispiel eines Schülers, den wir Daniel nennen wollen. Daniel ist ein 14-jähriger Junge, der aufgrund seines Aussehens, insbesondere seines Übergewichts und seiner Kleidung, ständig von seinen Mitschülern gehänselt wird. Die Hänseleien beginnen harmlos, aber im Laufe der Zeit eskalieren sie in verbale Angriffe und soziale Ausgrenzung. Daniel wird nicht nur in der Schule gemobbt, sondern auch in sozialen Medien, wo Bilder und beleidigende Kommentare über ihn verbreitet werden.

Die wiederholte Erniedrigung und Isolation führen zu schwerwiegenden psychischen Problemen bei Daniel. Er beginnt, sich von seinen Freunden und seiner Familie zurückzuziehen, entwickelt Depressionen und Angstzustände und hat Schwierigkeiten, sich auf den Unterricht zu konzentrieren. Die schulischen Leistungen verschlechtern sich, und Daniel verliert das Interesse an Aktivitäten, die ihm früher Freude bereitet haben. Schließlich sieht er sich gezwungen, die Schule zu wechseln, um dem Mobbing zu entkommen.

Auswirkungen auf die Schulgemeinschaft

Die Auswirkungen von Mobbing sind nicht auf das Opfer beschränkt. Die gesamte Schulgemeinschaft leidet unter den Folgen. Klassenkameraden, die Zeugen des Mobbings sind, können ebenfalls emotional belastet werden. Sie könnten sich machtlos fühlen, Angst haben, selbst Opfer zu werden, oder sich in Loyalitätskonflikte zwischen Freunden und dem Mobbingopfer verwickelt fühlen. Ein toxisches

Schulklima kann entstehen, in dem Respekt, Vertrauen und Zusammenarbeit untergraben werden.

Das Anti-Mobbing-Programm der Schule

Die Schule, in der Daniel gemobbt wurde, hatte zwar ein Anti-Mobbing-Programm implementiert, jedoch mangelte es an konsequenter Umsetzung und Unterstützung durch die Lehrer. Ein solches Programm kann wertvolle Ressourcen und Strategien bieten, aber nur dann wirksam sein, wenn es von der gesamten Schulgemeinschaft ernst genommen wird. Es erfordert Schulungen für Lehrer, um zu erkennen, wenn Mobbing auftritt, und sie müssen befähigt sein, schnell und angemessen zu reagieren. Auch die Einbeziehung der Schüler in die Entwicklung und Umsetzung des Programms ist entscheidend, um ein Gefühl der Verantwortung und des Engagements zu fördern.

In Daniels Fall wurden die Lehrer zwar über das Mobbing informiert, reagierten jedoch nicht mit der notwendigen Sensibilität oder Konsequenz. Das Fehlen von klaren Richtlinien und die unzureichende Unterstützung für betroffene Schüler führten dazu, dass das Mobbing ungestört fortgesetzt wurde. Die Schüler fühlten sich nicht sicher, ihre Sorgen zu äußern, und viele waren sich der Schwere ihrer Handlungen nicht bewusst.

Mobbing ist ein komplexes und vielschichtiges Problem, das erhebliche Auswirkungen auf die Betroffenen und die gesamte Schulgemeinschaft hat. Es ist entscheidend, dass Schulen nicht nur Anti-Mobbing-Programme einführen, sondern auch sicherstellen, dass diese Programme konsequent umgesetzt werden und von einer Kultur des Respekts und der Unterstützung begleitet werden. Lehrer sollten geschult werden, um Mobbing frühzeitig zu erkennen und zu intervenieren, und Schüler sollten aktiv in die Entwicklung von Lösungen einbezogen werden. Nur durch eine ganzheitliche und engagierte Herangehensweise kann Mobbing effektiv bekämpft und ein sicheres und unterstützendes Lernumfeld geschaffen werden.

Möglicher Lösungsansatz zum Fallbeispiel

Um dem Mobbing von Daniel effektiv entgegenzuwirken und eine nachhaltige Lösung zu finden, ist ein strukturiertes und koordinatives Vorgehen erforderlich. Die Lehrkraft geht folgendermaßen vor:

1. **Informieren der Schulleitung**: Die Lehrkraft informiert umgehend die Schulleitung über die Vorfälle, um sicherzustellen, dass das Thema Mobbing auf der höchsten Ebene der Schule

ernst genommen wird. Die Schulleitung kann zusätzliche Ressourcen bereitstellen und die Situation im weiteren Kontext der Schulpolitik betrachten.

2. **Gespräch mit Daniel**: Ein vertrauliches Gespräch mit Daniel wird geführt, um seine Perspektive und Gefühle zu verstehen. Die Lehrkraft gibt ihm Raum, über seine Erfahrungen zu sprechen, und bietet emotionale Unterstützung an. Daniel wird ermutigt, über seine Bedürfnisse und Wünsche hinsichtlich der Lösung zu äußern.

3. **Gespräch mit den Tätern**: Die Lehrkraft sucht auch das Gespräch mit den Tätern. Es ist wichtig, dass sie sich ihrer Handlungen bewusstwerden und die Folgen ihres Verhaltens für Daniel erkennen. In einem respektvollen und offenen Dialog wird versucht, die Motive für ihr Verhalten zu verstehen und sie zur Verantwortung zu ziehen.

4. **Vermittlungsgespräche**: In gemeinsamen Gesprächen mit Daniel und den Tätern wird nach Lösungen gesucht. Ziel ist es, eine Wiedergutmachung zu vereinbaren, die für alle Beteiligten akzeptabel ist. Dies könnte beispielsweise die Übernahme von

Verantwortung sowie das Angebot an Daniel umfassen, sich zu entschuldigen und Wege zu finden, um das Vertrauen wiederherzustellen.

5. **Einbeziehung der Schulsozialarbeit**: Die Schulsozialarbeit wird in den Prozess einbezogen, um zusätzliche Unterstützung für Daniel anzubieten und die Täter beim Umgang mit ihren Verhaltensmustern zu begleiten. Die Schulsozialarbeiter können auch Gruppenangebote zur Stärkung des Gemeinschaftsgefühls in der Klasse erstellen.

6. **Elterngespräche**: Da sowohl Daniel als auch die Täter minderjährig sind, werden Gespräche mit den Eltern geführt. Hierbei wird die Situation aus der Sicht der Schule erläutert, und es wird gemeinsam nach Lösungen gesucht. Der Dialog soll die Eltern sensibilisieren und sie in die Verantwortung einbeziehen, um eine positive Veränderung im Verhalten ihrer Kinder zu fördern.

7. **Dokumentation der Vorfälle**: Alle Beobachtungen und Vorgänge werden dokumentiert, um die Schwere der Situation festzuhalten und als Grundlage für zukünftige Maßnahmen zu dienen. Diese Dokumentation kann auch hilfreich sein, um bei weiteren Vorfällen schnell zu reagieren.

8. **Unterrichtseinheit zum Thema Mobbing**: Um das Bewusstsein für Mobbing und dessen Auswirkungen zu schärfen, wird das Thema in den Unterricht integriert. Die Lehrkraft gestaltet eine Unterrichtseinheit, die die Schüler über die verschiedenen Formen von Mobbing, die rechtlichen Aspekte und die sozialen Konsequenzen aufklärt. Experten von Opferberatungsstellen oder der Polizei werden eingeladen, um den Schülern praxisnahe Einblicke zu geben.

9. **Thematisierung von Cybermobbing**: Da Mobbing auch in sozialen Medien und über Messenger-Dienste stattfindet, wird die Thematik des Cybermobbings ebenfalls behandelt. Die Lehrkraft klärt die Schüler über die Gefahren auf und gibt Ratschläge, wie sie sich und andere schützen können. Es wird ein verantwortungsvoller Umgang mit sozialen Medien gefördert.

10. **Schaffung einer respektvollen Schulkultur**: Langfristig ist es entscheidend, eine Schulumgebung zu fördern, die von Respekt, Empathie und Unterstützung geprägt ist. Dies kann durch regelmäßige Workshops, Schulversammlungen und Projekte zur

Förderung von Teamarbeit und sozialem Verhalten erreicht werden.

Durch diese umfassenden Maßnahmen wird nicht nur Daniel geholfen, sondern es wird auch ein Bewusstsein für Mobbing in der gesamten Schulgemeinschaft geschaffen. Ziel ist es, ein unterstützendes und sicheres Lernumfeld zu schaffen, in dem alle Schüler sich respektiert und geschützt fühlen.

Gewalt durch Gruppenzwang

Gruppenzwang ist ein starkes soziales Phänomen, das häufig in Schulen zu beobachten ist. Es beschreibt den Druck, den Mitglieder einer Gruppe auf andere ausüben, um sie dazu zu bringen, sich bestimmten Verhaltensnormen oder Handlungen anzupassen, selbst wenn diese gegen die eigenen Werte oder Überzeugungen verstoßen. Dieser Druck kann insbesondere in Cliquen oder Freundesgruppen intensiver werden, wenn die Mitglieder versuchen, ihre Loyalität und Zugehörigkeit zur Gruppe zu demonstrieren.

Beispiel: Der Vorfall in der Schule

Ein prägnantes Beispiel für Gewalt durch Gruppenzwang ereignete sich an einer Schule, als eine Gruppe von Schülern einen Mitschüler, den wir Alex

nennen wollen, drängte, an einem sogenannten
"Spaß" teilzunehmen. Bei diesem "Spaß" handelte es
sich in Wirklichkeit um eine gewalttätige
Auseinandersetzung, die von der Gruppe organisiert
wurde, um sich gegenseitig zu unterhalten und ihre
Überlegenheit zu demonstrieren. Alex, der sich
weigerte, an dieser gewalttätigen Handlung
teilzunehmen, sah sich schnell dem Druck seiner
Mitschüler ausgesetzt.

Die Gruppe, die sich um das Ereignis versammelt
hatte, begann, Alex zu verspotten und zu drängen, was
zu einer eskalierenden Situation führte. Schließlich
griffen mehrere Schüler Alex an, um ihre Macht und
Kontrolle über die Situation zu demonstrieren. Dieser
Vorfall hatte nicht nur physische Folgen, da Alex
Schmerzen und Verletzungen erlitt, sondern auch
psychische Auswirkungen.

Auswirkungen auf die Schulgemeinschaft

Die Gewalt, die aus diesem Gruppenzwang resultierte,
hatte weitreichende Folgen für die gesamte
Schulgemeinschaft. Die Verletzung von Alex führte
zu einem Rückgang des Vertrauens in die Schule und
zu einem Gefühl der Unsicherheit unter den
Schülern. Viele Schüler fühlten sich nicht mehr
sicher, da sie befürchteten, dass sie selbst Opfer von
Gruppenzwang und Gewalt werden könnten.

Darüber hinaus führte der Vorfall zu einer Spaltung innerhalb der Schülerschaft. Einige Schüler standen hinter Alex und kritisierten das Verhalten der Angreifer, während andere sich der aggressiven Clique anschlossen oder aus Angst vor Repressalien schwieg. Diese Spaltungen können langfristige Auswirkungen auf die sozialen Dynamiken innerhalb der Schule haben und das allgemeine Schulklima negativ beeinflussen.

Der Teufelskreis des Gruppenzwangs

Gruppenzwang kann einen Teufelskreis erzeugen, in dem die Täter, die Gewalt ausüben, sich durch ihre Handlungen innerhalb der Gruppe bestärkt fühlen. Gleichzeitig leiden die Opfer unter den physischen und psychischen Folgen der Gewalt, was zu einem Gefühl der Isolation und einem Mangel an Unterstützung führt. Dies kann wiederum dazu führen, dass weitere Schüler, die möglicherweise ähnlichen Druck verspüren, sich nicht trauen, sich gegen die Gewalt zu stellen oder Hilfe zu suchen.

Die Gewalt, die durch Gruppenzwang entsteht, ist ein ernstes Problem in Schulen, das nicht nur die direkt beteiligten Schüler betrifft, sondern auch das gesamte soziale Gefüge der Schulgemeinschaft in Mitleidenschaft zieht. Um diesem Phänomen entgegenzuwirken, sind präventive Maßnahmen erforderlich, die darauf abzielen, ein starkes Gemeinschaftsgefühl zu fördern, Schüler zu ermutigen, sich gegen unangemessenes Verhalten auszusprechen, und Lehrkräfte zu schulen, wie sie solche Situationen erkennen und angemessen darauf reagieren können. Es ist entscheidend, eine Kultur zu schaffen, in der Respekt, Empathie und Unterstützung vorherrschen, um Gewalt durch Gruppenzwang zu reduzieren und ein sicheres Lernumfeld zu gewährleisten.

Fazit

Kapitel 6 behandelt das komplexe und vielschichtige Phänomen der Gewalt im schulischen Kontext und beleuchtet dessen vielfältige Ausprägungen, Ursachen und Folgen. Es wird deutlich, dass Gewalt nicht nur eine individuelle Angelegenheit ist, sondern auch tief in gesellschaftliche, kulturelle und institutionelle Strukturen eingebettet ist. Diese Erkenntnis ist entscheidend, um effektive Präventions- und Interventionsmaßnahmen zu entwickeln, die sowohl auf Schüler als auch auf das gesamte schulische Umfeld abzielen.

Die Definition von Gewalt, die sowohl physische als auch psychische Dimensionen umfasst, ist ein zentraler Punkt. Physische Gewalt manifestiert sich in direkten körperlichen Angriffen, während psychische Gewalt in Form von Mobbing, Bedrohungen und sozialer Isolation auftritt. Besonders hervorzuheben ist die Rolle von Cybergewalt, die durch die Digitalisierung an Bedeutung gewonnen hat. Diese Vielfalt an Gewaltformen macht deutlich, dass eine differenzierte Betrachtung notwendig ist, um die unterschiedlichen Facetten von Gewalt in Schulen zu verstehen und gezielt anzugehen.

Die Ursachen von Gewalt in Schulen sind ebenso vielschichtig. Individuelle Faktoren, wie persönliche Hintergründe und psychische Erkrankungen, spielen eine Rolle, ebenso wie soziale Faktoren, die das Schulklima und den Gruppenzwang betreffen. Diese Erkenntnis fordert ein Umdenken in der schulischen Präventionsarbeit: Anstatt ausschließlich auf individuelles Fehlverhalten zu reagieren, müssen die sozialen Dynamiken innerhalb der Schule berücksichtigt werden, um ein positives Schulklima zu fördern.

Die Folgen von Gewalt sind tiefgreifend und betreffen nicht nur die Opfer, sondern auch die Täter und die gesamte Schulgemeinschaft. Die psychischen und physischen Auswirkungen auf die Opfer sind alarmierend und können weitreichende Konsequenzen für ihre schulische und persönliche

Entwicklung haben. Gleichzeitig zeigt sich, dass auch Täter unter den Folgen ihres Verhaltens leiden und häufig langfristige Verhaltensauffälligkeiten entwickeln. Die Schulgemeinschaft insgesamt erleidet durch Gewalt eine Verschlechterung des Schulklimas, was sich negativ auf das Lernen und die soziale Interaktion auswirkt.

Um Gewalt in Schulen effektiv zu bekämpfen, ist ein ganzheitlicher Ansatz erforderlich, der sowohl präventive als auch intervenierende Maßnahmen umfasst. Die vorgestellten Präventionsstrategien, wie die Förderung positiver Beziehungen, die Stärkung sozialer Kompetenzen und die Einbindung der Eltern, sind entscheidend für die Schaffung eines gewaltfreien Schulklimas. Es ist unerlässlich, dass Schulen nicht nur Programme implementieren, sondern auch sicherstellen, dass diese konsequent und nachhaltig umgesetzt werden.

Die Fallstudien zu Mobbing und Gruppenzwang verdeutlichen die praktischen Herausforderungen, mit denen Schulen konfrontiert sind. Sie zeigen, dass Gewalt oft in einem sozialen Kontext entsteht und nicht isoliert betrachtet werden kann. Ein effektives Anti-Mobbing-Programm erfordert die aktive Mitgestaltung aller Beteiligten, insbesondere der Schüler, und muss von einer starken Schulkultur des Respekts und der Unterstützung getragen werden.

Zusammenfassend lässt sich sagen, dass Gewalt im schulischen Kontext ein ernstzunehmendes Problem darstellt, das eine umfassende und koordinierte Reaktion aller Akteure erfordert. Die Erkenntnisse aus diesem Kapitel betonen die Notwendigkeit, sowohl die individuellen als auch die sozialen Dimensionen von Gewalt zu verstehen und anzugehen. Nur durch einen integrativen Ansatz, der Prävention und Intervention vereint, kann es gelingen, Gewalt in Schulen nachhaltig zu reduzieren und ein sicheres Lernumfeld für alle Schüler zu schaffen.

Kapitel 7: Notwehr und Nothilfe

Notwehr und Nothilfe sind grundlegende Konzepte des deutschen Strafrechts, die in § 32 Strafgesetzbuches (StGB) verankert sind. Sie stellen rechtliche Rechtfertigungsgründe dar, die es einer Person erlauben, in bestimmten Situationen von der Regel des Verbots der Selbstjustiz abzuweichen. In einem rechtlichen Kontext sind Notwehr und Nothilfe von großer Bedeutung, da sie die Balance zwischen dem Schutz individueller Rechte und der Aufrechterhaltung der öffentlichen Ordnung wahren. Dieses Kapitel wird sich eingehend mit den Definitionen, rechtlichen Rahmenbedingungen, Anwendungsbereichen, Grenzen und der praktischen Relevanz von Notwehr und Nothilfe beschäftigen. Zudem werden wir auch die ethischen und sozialen Aspekte dieser Konzepte beleuchten.

Definition und rechtlicher Rahmen

Notwehr

Notwehr ist die rechtmäßige Abwehr eines gegenwärtigen, rechtswidrigen Angriffs auf ein eigenes oder fremdes Recht. Gemäß § 32 StGB ist Notwehr dann gerechtfertigt, wenn jemand einen Angriff abwehrt, der unmittelbar bevorsteht oder bereits begonnen hat. Die Notwehrhandlung muss dabei erforderlich und angemessen sein.

Voraussetzungen der Notwehr

Um eine Notwehrhandlung als rechtmäßig zu betrachten, müssen mehrere Voraussetzungen erfüllt sein:

1. **Gegenwärtiger Angriff**: Ein Angriff ist gegenwärtig, wenn er unmittelbar bevorsteht, bereits im Gange ist oder noch nicht abgeschlossen ist. Ein Angriff kann sowohl physischer als auch psychischer (Angriff auf die Ehre) Natur sein.

2. **Rechtswidrigkeit des Angriffs**: Der Angriff muss rechtswidrig sein, d.h. er darf nicht durch ein Rechtfertigungsgrund wie beispielsweise Einwilligung oder Notstand gedeckt sein.

3. **Notwehrhandlung**: Die Handlung, die zur Abwehr des Angriffs erfolgt, muss und erforderlich sein. Das bedeutet, dass die Mittel, die zur Abwehr eingesetzt werden, im Verhältnis zur Gefahr stehen müssen.

Erforderlichkeit

Die Erforderlichkeit einer Notwehrhandlung bedeutet, dass es keine milderen Mittel gibt, um den

Angriff abzuwehren, die zugleich geeignet wäre den Angriff abzuwehren.

Nothilfe

Nothilfe bezieht sich auf die rechtmäßige Hilfeleistung für andere in einer Angriffssituation, die darauf abzielt, einen anderen vor einem gegenwärtigen, rechtswidrigen Angriff zu schützen. Grundlage ist ebenfalls § 32 StGB.

Voraussetzungen der Nothilfe

Die Voraussetzungen für Nothilfe sind ähnlich wie die für Notwehr:

1. **Gegenwärtiger, rechtswidriger Angriff**: Der Angriff muss gegenwärtig und rechtswidrig sein.

2. **Erforderlichkeit der Nothilfe**: Die Hilfsmaßnahme muss erforderlich sein, um den Angriff zu stoppen und darf keine anderen, milderen Mittel zur Verfügung stehen.

Anwendungsbereiche von Notwehr und Nothilfe

Notwehr im Alltag

Notwehr kann in zahlreichen Alltagssituationen relevant sein. Beispiele für Situationen, in denen Notwehr in Betracht kommen könnte, sind:

- **Selbstverteidigung**: Wenn jemand auf der Straße angegriffen wird und sich verteidigen muss.

- **Schutz des Eigentums**: Wenn ein Einbrecher in die Wohnung einbricht und der Eigentümer sich und sein Eigentum verteidigen möchte.

Nothilfe im Alltag

Nothilfe kann ebenfalls in vielen Alltagssituationen relevant sein. Beispiele sind:

- **Hilfeleistung bei einem Überfall**: Wenn jemand einen Überfall beobachtet und eingreift, um das Opfer zu schützen.

- **Hilfe bei häuslicher Gewalt**: Wenn jemand Zeuge von häuslicher Gewalt wird und die betroffene Person unterstützen möchte.

Lehrkräfte stehen in einem besonderen Verhältnis zu Schülern. Laut der gängigen Rechtsprechung wird ein erheblich größeres Maß an Sorgfalt bei der Prüfung der Voraussetzungen für Notwehr von Lehrern im Kontext ihrer täglichen Tätigkeit erwartet.

Grenzen der Notwehr und Nothilfe

Notwehrüberschreitung

Ein zentrales Thema im Zusammenhang mit Notwehr ist die Notwehrüberschreitung. Diese liegt vor, wenn jemand über das hinausgeht, was zur Abwehr des Angriffs erforderlich und angemessen ist. In solchen Fällen kann die Notwehrhandlung als rechtswidrig angesehen werden.

Fallbeispiele

Ein Beispiel für eine Notwehrüberschreitung wäre, wenn jemand, der von einem Angreifer mit einem Stock angegriffen wird, diesen mit einem tödlichen Gegenstand wie einem Messer verletzt, obwohl eine Abwehr mit weniger schweren Mitteln möglich gewesen wäre. In diesem Fall könnte die Notwehrhandlung als unverhältnismäßig angesehen werden.

Notwehrprovokation

Ein weiterer wichtiger Aspekt ist die Notwehrprovokation. Diese liegt vor, wenn eine Person einen Angriff absichtlich provoziert, um sich dann auf die Notwehr zu berufen. In solchen Fällen kann die Notwehrhandlung ebenfalls als rechtswidrig angesehen werden.

Beispiel

Ein Beispiel für Notwehrprovokation wäre eine Person, die einen Streit beginnt und absichtlich einen anderen provoziert, um dann auf dessen Reaktion mit einer Notwehrhandlung zu reagieren. Hier könnte die Notwehr nicht anerkannt werden, da der Provokateur den Angriff selbst herbeigeführt hat.

Nothilfe und rechtliche Verantwortung

Obwohl Nothilfe in der Regel rechtlich gerechtfertigt ist, gibt es auch hier Grenzen. Eine Nothilfehandlung kann rechtswidrig sein, wenn sie über das Notwendige hinausgeht oder unverhältnismäßig ist.

Fallbeispiel

Ein Beispiel für eine unverhältnismäßige Nothilfe wäre, wenn jemand einem anderen zur Hilfe kommt, der von einem Angreifer mit Fäusten angegriffen wird, und dabei eine Waffe zieht und den Angreifer schwer verletzt. Auch hier könnte die Handlung als rechtswidrig angesehen werden, weil die gewählte Maßnahme nicht erforderlich und angemessen war.

Praktische Relevanz von Notwehr und Nothilfe

Bedeutung im Strafrecht

Die Konzepte von Notwehr und Nothilfe sind von zentraler Bedeutung im deutschen Strafrecht. Sie bieten einen rechtlichen Rahmen, der es Menschen ermöglicht, sich selbst und andere zu schützen, ohne sich strafbar zu machen. Dies ist besonders wichtig in einer Gesellschaft, in der Gewalt und Übergriffe ein ernsthaftes Problem darstellen.

Bedeutung in der Gesellschaft

Notwehr und Nothilfe haben auch eine wichtige gesellschaftliche Dimension. Sie fördern das Gefühl der Sicherheit und des Schutzes in der Gemeinschaft. Menschen müssen wissen, dass sie in der Lage sind, sich selbst und andere in einer Notsituation zu schützen, ohne Angst vor strafrechtlichen Konsequenzen haben zu müssen.

Herausforderungen in der Praxis

Obwohl Notwehr und Nothilfe rechtlich anerkannt sind, stellen sie in der Praxis oft Herausforderungen dar. Die Abgrenzung zwischen zulässiger Notwehr und rechtswidriger Gewaltanwendung kann manchmal schwierig sein, und die Entscheidung, in einer Notsituation einzugreifen, kann hohe emotionale und soziale Kosten mit sich bringen.

Ethische und soziale Aspekte von Notwehr und Nothilfe

Ethische Überlegungen

Die Themen Notwehr und Nothilfe werfen auch tiefgreifende ethische Fragen auf. Die Entscheidung, in einer Notsituation einzugreifen, kann moralisch komplex sein. Fragen wie „Wann ist es gerechtfertigt, Gewalt anzuwenden?" und „Wie weit darf man gehen, um einen anderen zu schützen?" sind zentral.

Soziale Verantwortung

Die Konzepte von Notwehr und Nothilfe sind auch mit einer sozialen Verantwortung verbunden. Menschen sind oft in der Lage, anderen in schwierigen Situationen zu helfen, und es ist wichtig, dass sie sich dieser Verantwortung bewusst sind. Gleichzeitig müssen sie auch die möglichen Konsequenzen ihres Handelns abwägen, um rechtliche Probleme zu vermeiden.

Die Rolle der Gemeinschaft

Gemeinschaften spielen eine wichtige Rolle, wenn es um Notwehr und Nothilfe geht. Eine unterstützende Gemeinschaft kann Menschen dazu ermutigen, einzugreifen und anderen zu helfen, während eine feindliche oder unsichere Umgebung das Gegenteil bewirken kann. Schulen, Nachbarschaften und andere soziale Organisationen sollten daher Programme und Schulungen anbieten, die Menschen auf Notsituationen vorbereiten und ihnen beibringen, wie sie anderen sicher helfen können.

Besonderheiten für Lehrer bei der Ausführung von Notwehr

Lehrer stehen in einer besonderen Position, wenn es um die Anwendung von Notwehr in ihrer beruflichen Umgebung geht. Im Vergleich zu „Normalbürgern" werden Lehrer bei der Ausübung von Notwehr, insbesondere wenn diese gegen Schüler gerichtet ist, häufig kritischer betrachtet. Diese differenzierte Wahrnehmung ist durch mehrere Faktoren begründet, die sich sowohl aus der sozialen Verantwortung der Lehrkräfte als auch aus den besonderen Schutz- und Treueverhältnissen zu ihren Schülern ergeben.

Zunächst einmal wird von Lehrern eine hohe soziale und allgemeine Lebenskompetenz erwartet. Sie sind nicht nur für die Wissensvermittlung verantwortlich, sondern auch für die Förderung von sozialen Fähigkeiten und emotionaler Intelligenz bei ihren Schülern. Diese Erwartungen implizieren, dass Lehrer in der Lage sein sollten, Konflikte präventiv zu vermeiden und deeskalierend zu intervenieren, anstatt zu Gewalt oder aggressiven Verteidigungsmaßnahmen zu greifen. Wenn ein Lehrer in einer Situation der Notwehr handelt, wird häufig eine kritische Reflexion darüber gefordert, ob er nicht alternative, weniger gewaltsame Mittel hätte einsetzen können.

Ein weiterer wichtiger Aspekt ist das besondere Schutz- und Treueverhältnis zwischen Lehrern und Schülern. Lehrer haben die Aufgabe, ihre Schüler zu schützen und sie in ihrer Entwicklung zu unterstützen. Dieses Verhältnis bringt die Erwartung mit sich, dass Lehrer im Umgang mit Schülern besonders sensibel und verantwortungsbewusst agieren. Wenn ein Lehrer von einem Schüler angegriffen wird und zur Notwehr greift, stellt sich die Frage, ob dieser Schritt nicht die fundamentalen Werte des Vertrauens und der Fürsorge untergräbt, die das Lehrer-Schüler-Verhältnis prägen. Die gesellschaftliche Wahrnehmung ist hier oft von der Vorstellung geprägt, dass Lehrer in der Lage sein sollten, Konflikte auf eine Weise zu lösen, die das pädagogische Verhältnis nicht gefährdet.

Darüber hinaus müssen Lehrer, die in einer Notwehrsituation handeln, auch die möglichen langfristigen Auswirkungen auf das Schülerverhältnis und das Schulklima im Blick haben. Ein aggressives Verhalten kann nicht nur rechtliche Konsequenzen nach sich ziehen, sondern auch die Beziehung zu den Schülern nachhaltig belasten. Dies kann zur Entstehung eines feindlichen Schulklimas führen, das das Lernen und die Entwicklung der Schüler negativ beeinflusst.

Insgesamt zeigt sich, dass Lehrer in Notwehrsituationen einem besonderen Druck ausgesetzt sind. Sie müssen nicht nur ihre eigene Sicherheit, sondern auch die ethischen und sozialen Implikationen ihres Handelns berücksichtigen. Daher ist es entscheidend, dass Lehrkräfte in der Ausübung ihrer Profession nicht nur über rechtliche Kenntnisse verfügen, sondern auch über Strategien zur Konfliktbewältigung und Deeskalation, um in kritischen Situationen verantwortungsbewusst handeln zu können.

Fazit

Das Kapitel zu Notwehr und Nothilfe bietet einen umfassenden Überblick über die rechtlichen Grundlagen dieser Konzepte im deutschen Strafrecht und beleuchtet ihre praktische Relevanz sowie die ethischen und sozialen Aspekte. Besonders im schulischen Kontext kommen diesen Themen besondere Bedeutung zu, da Lehrer eine herausgehobene Verantwortung tragen, die über die Anforderungen an einen "Normalbürger" hinausgeht.

Zunächst wird deutlich, dass Notwehr und Nothilfe rechtliche Instrumente sind, die es Individuen erlauben, sich und andere in Situationen akuter Bedrohung zu schützen. Die strengen Vorgaben der Erforderlichkeit und Angemessenheit bei Notwehrhandlungen sind essenziell, um eine Balance zwischen dem Schutz individueller Rechte und der Aufrechterhaltung der öffentlichen Ordnung zu gewährleisten. In Schulen, wo sich häufig Konflikte zwischen Schülern oder zwischen Lehrern und Schülern ergeben, wird diese Balance besonders herausfordernd. Lehrer stehen in einem Spannungsfeld: Sie sollen als Autoritätspersonen und Vorbilder agieren, sind jedoch auch Menschen, die in kritischen Situationen handeln müssen.

Ein zentrales Thema in diesem Kapitel ist die Differenzierung zwischen Notwehr und Nothilfe. Während Notwehr die Abwehr eines Angriffs auf die eigenen Rechte betrifft, umfasst Nothilfe die Unterstützung eines Dritten. Diese Unterscheidung wird in Schulen besonders relevant, wenn Lehrer intervenieren müssen, um einen Schüler zu schützen oder einen Konflikt zu deeskalieren. Die Erwartungen an Lehrer sind hoch: Sie sollen nicht nur rechtlich korrekt handeln, sondern auch sozial und emotional kompetent agieren, um das Vertrauen und die Beziehung zu ihren Schülern nicht zu gefährden.

Die Herausforderungen, die sich aus der Notwehrsituation für Lehrer ergeben, sind vielfältig. Einerseits müssen sie in der Lage sein, adäquat auf Bedrohungen zu reagieren, ohne über das hinauszugehen, was rechtlich und ethisch vertretbar ist. Hierbei wird oft eine kritische Reflexion über die Verhältnismäßigkeit des eigenen Handelns gefordert. Andererseits können aggressive Handlungen, selbst wenn sie rechtlich gerechtfertigt sind, langfristige negative Auswirkungen auf das Schulklima und die Lehrer-Schüler-Beziehung haben. Ein solches Verhalten könnte das Vertrauen in die Lehrkraft untergraben und das Lernumfeld belasten.

Die besondere soziale Verantwortung von Lehrkräften erfordert daher nicht nur Kenntnisse über die rechtlichen Rahmenbedingungen von Notwehr und Nothilfe, sondern auch die Entwicklung von Fähigkeiten zur Konfliktbewältigung und Deeskalation. Lehrer sollten in der Lage sein, präventiv zu handeln und Konflikte durch Kommunikation und Empathie zu lösen, bevor sie eskalieren. Die Schule als Institution sollte Programme und Schulungen anbieten, die Lehrkräfte auf solche Situationen vorbereiten, um sowohl ihre eigene Sicherheit als auch das Wohl der Schüler zu fördern.

Zusammenfassend lässt sich sagen, dass Notwehr und Nothilfe in Schulen nicht nur rechtliche, sondern auch tiefgreifende ethische und soziale Implikationen mit sich bringen. Lehrer müssen in der Lage sein, in kritischen Situationen verantwortungsvoll zu handeln, wobei sie sowohl die rechtlichen Grundlagen als auch die sozialen Dynamiken im schulischen Umfeld berücksichtigen. Eine fundierte Vorbereitung und ein unterstützendes Schulklima sind entscheidend, um Lehrkräften die notwendige Sicherheit und Kompetenz zu geben, damit sie sowohl ihre Schüler schützen als auch ihre eigene Integrität wahren können.

Kapitel 8: Selbstschutz-Praxis

In diesem Kapitel werden grundlegende Prinzipien und Techniken der Selbstverteidigung (SV) vorgestellt, die darauf abzielen, die Sicherheit einer Person in bedrohlichen Situationen zu erhöhen. Die vorgestellten Konzepte konzentrieren sich auf einfache, intuitive und effektive Methoden, um sich im Ernstfall zu schützen. Die Philosophie hinter diesen Techniken ist es, die Reaktionsfähigkeit zu maximieren und die Wahrscheinlichkeit einer erfolgreichen Selbstverteidigung zu erhöhen.

Prinzipien der Selbstverteidigung

Selbstverteidigung muss einfach sein

Die Prämisse, dass Selbstverteidigung einfach sein muss, ist von entscheidender Bedeutung für die Wirksamkeit von Techniken in einer realen Bedrohungssituation. Das menschliche Gehirn reagiert in Stresssituationen oft mit einer Art „Kampf-oder-Flucht"-Reaktion, die dazu führen kann, dass die Fähigkeit zum logischen Denken und zur Problemlösung stark eingeschränkt ist. In solchen Momenten ist es von größter Wichtigkeit, dass die Selbstverteidigungstechniken so strukturiert sind, dass sie intuitiv und schnell angewendet werden können.

Wichtige Aspekte:

- Einprägsamkeit: Techniken sollten so gestaltet sein, dass sie leicht im Gedächtnis bleiben. Einfache Bewegungsabläufe, die sich leicht wiederholen lassen, sind entscheidend. Zum Beispiel könnte eine Technik, die aus einem einfachen Block und einem anschließenden Schlag besteht, effektiver sein als eine komplexe Kombination von mehreren Bewegungen.

- Schnelle Anwendbarkeit: Die Techniken sollten in weniger als einer Sekunde ausführbar sein. Das bedeutet, dass die Entscheidungsfindung minimiert werden muss. Wenn jemand in einer bedrohlichen Situation ist, bleibt oft nicht die Zeit, um über die beste Vorgehensweise nachzudenken.

- Trainingseffizienz: Da komplizierte Techniken oft viel Übung und Erfahrung erfordern, müssen die Selbstverteidigungstechniken so gestaltet sein, dass sie in kürzerer Zeit erlernt werden können. Dies ermöglicht es auch Menschen ohne spezielle Kampfsportausbildung, sich wirksam zu verteidigen.

2. Selbstverteidigung muss intuitiv sein

Intuitive Selbstverteidigungstechniken basieren auf natürlichen Bewegungsmustern, die die meisten Menschen im Alltag bereits verwenden. Diese Ansätze sind besonders nützlich, weil sie die Wahrscheinlichkeit erhöhen, dass der Verteidiger die Techniken auch unter Stress korrekt anwendet.

Wichtige Aspekte:

- Natürliche Bewegungsabläufe: Die Techniken sollten sich an den Bewegungen orientieren, die Menschen regelmäßig machen, wie zum Beispiel Schieben, Drücken, Drehen oder Abwehren. Diese Bewegungen sind tief im Bewegungsrepertoire des menschlichen Körpers verankert und benötigen keine speziellen motorischen Fähigkeiten.

- Körperliche Reaktionen: In stressigen Situationen neigen Menschen dazu, instinktiv zu handeln. Wenn die Selbstverteidigungstechniken an diesen natürlichen Reaktionen anknüpfen, sind sie wahrscheinlicher erfolgreich. Beispielsweise könnte ein einfacher Schubs oder ein kräftiger Armstoß eine effektive Verteidigung gegen einen Angreifer sein.

- Vertrautheit: Techniken, die auf alltäglichen Bewegungen basieren, schaffen ein Gefühl der Vertrautheit und Kontrolle. Wenn jemand in der Lage ist, seine eigenen natürlichen Bewegungen zu nutzen, um sich zu verteidigen, wird dies auch das Selbstvertrauen stärken und die Angst vor der Konfrontation mindern.

3. Never Freeze – Selbstverteidigung muss unfair sein

Diese Prämisse betont die Notwendigkeit, in einer Selbstverteidigungssituation nicht nur defensiv zu handeln, sondern auch proaktiv und strategisch. Der Einsatz aller verfügbaren Mittel und Umgebungsfaktoren kann entscheidend sein.

Wichtige Aspekte:

- Nutzen der Umgebung: In einer Gefahrensituation sollte man sich nicht scheuen, alles um sich herum zu nutzen, um sich zu schützen. Das können alltägliche Gegenstände wie Schlüssel, Taschen oder sogar Möbelstücke sein. Diese können als Waffen oder Barrieren fungieren und helfen, den Angreifer zu überwältigen oder abzulenken.

- Überraschungselement: Eine unkonventionelle Reaktion, die der Angreifer nicht erwartet, kann entscheidend sein. Dies könnte beinhalten, dass man den Angreifer durch eine plötzliche Veränderung der Taktik oder durch den Einsatz von Gegenständen überrascht.

- Fluchtmöglichkeiten: In vielen Fällen ist die beste Option, die Situation zu verlassen, anstatt sich in einen Kampf zu begeben. Daher ist es wichtig, sich der Fluchtwege bewusst zu sein und diese aktiv zu nutzen, um sich aus der Gefahr zu begeben.

- Schnelligkeit und Effizienz: In einer Selbstverteidigungssituation zählt jede Sekunde. Daher müssen die Reaktionen schnell und gezielt sein. Das bedeutet, dass man nicht zögert, sondern sofort handelt, um die Situation zu entschärfen oder zu entkommen.

Insgesamt basieren diese Prinzipien auf der Idee, dass Selbstverteidigung nicht nur eine körperliche Fähigkeit ist, sondern auch eine mentale Strategie, die es erfordert, in der Lage zu sein, schnell zu denken und zu handeln. Die Kombination dieser Ansätze kann Individuen helfen, sich in bedrohlichen Situationen effektiver zu verteidigen und ihre Sicherheit zu erhöhen.

Verteidigungsstellung

Die Verteidigungsstellung ist ein grundlegender Bestandteil der Selbstverteidigung und sollte in jeder Bedrohungssituation eingenommen werden. Sie bietet nicht nur Schutz, sondern auch die Möglichkeit, schnell zu reagieren.

Stabiler Stand

Ein stabiler Stand ist entscheidend, um in einer Konfliktsituation nicht aus dem Gleichgewicht zu geraten. Die Füße sollten schulterbreit auseinander stehen, was eine solide Basis bietet.

- Beinpositionierung: Diese Position verteilt das Körpergewicht gleichmäßig auf beide Beine und ermöglicht eine bessere Kontrolle über den eigenen Körper. Ein stabiler Stand ist besonders wichtig, um plötzliche Bewegungen oder Angriffe des Gegners abzufangen.

- Beweglichkeit: Ein breiter Stand erlaubt es, schnell in jede Richtung zu agieren. Wenn der Stand zu eng ist, wird die Beweglichkeit eingeschränkt, und es wird schwieriger, Ausweichbewegungen auszuführen oder in eine bessere Position zu gelangen.

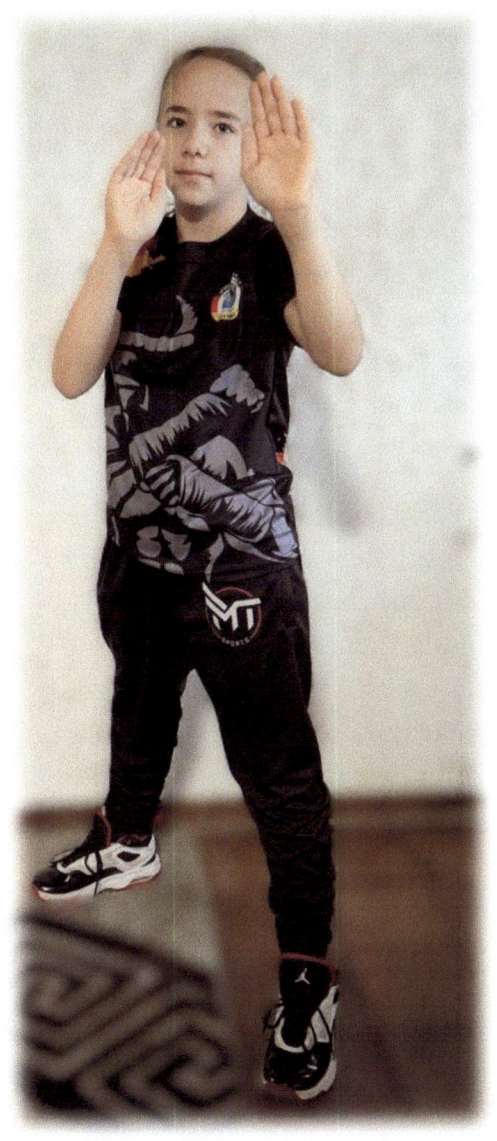

Unterarmblock

Die Position der Unterarme ist ebenso wichtig, um den Oberkörper zu schützen und eine effektive Verteidigung zu gewährleisten.

- Schutz des Oberkörpers: Indem die Unterarme den Oberkörper abschirmen, wird das Risiko verringert, bei einem Angriff verletzt zu werden. Diese Haltung ermöglicht es, sowohl auf Schläge als auch auf andere Angriffe zu reagieren.

- Bereitschaft zur Abwehr: Die Hände sollten in einer Position gehalten werden, die bereit ist, Kopf und Hals zu schützen. Dies bedeutet, dass die Handflächen entweder nach vorne gerichtet sind oder leicht angehoben werden, um einen effektiven Schutz zu bieten. Diese Position erlaubt es, Angriffe abzuwehren und gleichzeitig die Möglichkeit zu haben, selbst zuzuschlagen oder zu entkommen.

Abstand

Der Abstand zum Angreifer spielt eine entscheidende Rolle in der Selbstverteidigung. Die Faustregel lautet: Keine Selbstverteidigung ohne Abstand. Ein sicherer Abstand von mindestens zwei Armlängen ermöglicht es, Angriffe zu vermeiden und gleichzeitig Zeit für eine Reaktion zu gewinnen.

Deeskalationsschritt zurück (DS)

Das Zurückweichen ist eine wichtige Technik, um den Abstand zu vergrößern und die Situation zu deeskalieren.

- Haltung der Arme: Indem man die Arme in Schutzhaltung hebt, mit den Handflächen nach vorne, signalisiert man dem Angreifer, dass man bereit ist, sich zu verteidigen. Diese Position zeigt, dass man nicht angreift, sondern versucht, die Situation zu beruhigen.

- Vermeidung aggressiver Gesten: Das Vermeiden des Ballens der Fäuste ist entscheidend, um keine aggressive Haltung einzunehmen. Dies kann helfen, den Angreifer zu beruhigen und die Wahrscheinlichkeit eines Angriffs zu verringern.

Distanz aufbauen

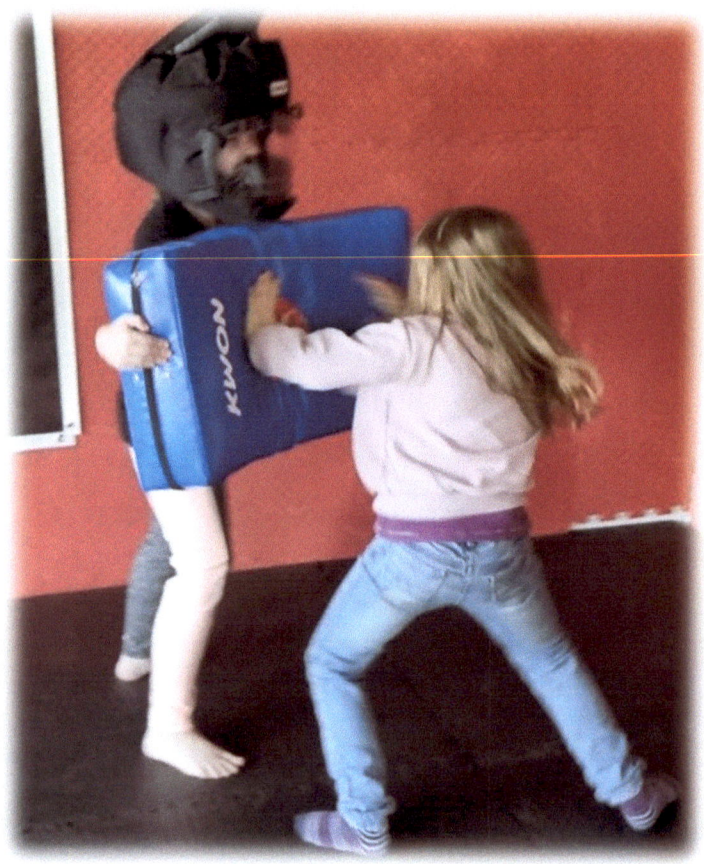

zum Aufbau von Abstand empfehlen wir einen
beidhändigen Handballenstoß (Schubsen), verbunden
mit einem Schritt nach vorne. Diese Maßnahme ist
auch unter Kindern und gegebenenfalls durch

Lehrkräfte durchgeführt zumeist angemessen und rechtlich nicht zu beanstanden.

Lösen / Rückzug

In der Verteidigungsstellung sollte man sich sicher und stabil rückwärts bewegen, um den Abstand zum Angreifer zu vergrößern.

- Gleitende Schritte: Der Fuß, der vorne in Bewegungsrichtung steht, bewegt sich zuerst (in der Regel der hintere Fuß), gefolgt vom vorderen Fuß. Diese Technik sorgt dafür, dass man stets in einer stabilen Position bleibt und minimiert die Gefahr, zu stolpern oder die Kontrolle über den eigenen Stand zu verlieren.

- Körperhaltung: Während des Rückzugs sollte die Körperhaltung aufrecht und bereit zur Abwehr bleiben. Dies ermöglicht es, jederzeit auf einen möglichen Angriff zu reagieren, während man sich gleichzeitig zurückzieht.

Vorwärts und seitlich bewegen

Die Fähigkeit, sich vorwärts und seitlich zu bewegen, ist unerlässlich, um in einer Selbstverteidigungssituation flexibel zu bleiben und den Abstand zum Angreifer zu kontrollieren.

Vorwärts gehen

Beim Vorwärtsbewegen in der Verteidigungsstellung ist es wichtig, den vorderen Fuß zuerst zu bewegen, gefolgt vom hinteren Fuß.

- Kontrolle des Abstands: Diese Technik ermöglicht es, den Abstand zum Angreifer zu kontrollieren und sich gleichzeitig in eine sichere Position zu bringen. Es ist wichtig, darauf zu achten, dass man nicht zu nah an den Angreifer gerät, um einen Überraschungsangriff zu vermeiden.

- Schnelligkeit und Effizienz: Ein schneller Vorwärtsschritt kann auch eine offensive Reaktion auf einen Angriff darstellen, wobei man bereit ist, die Initiative zu ergreifen, falls sich die Gelegenheit bietet.

Seitlich bewegen

Um seitlich zu gehen, sollte das Bein, das in Bewegungsrichtung steht, zuerst bewegt werden, gefolgt vom anderen Bein.

- Aufrechterhalt des Abstands: Diese Bewegung hilft, den Abstand zum Angreifer zu wahren und gleichzeitig die Flexibilität zu erhöhen. Seitliche Bewegungen sind oft schwieriger für den Angreifer zu antizipieren und ermöglichen es, schnell aus einer gefährlichen Position zu entkommen.

- Erweiterte Bewegungsmöglichkeiten: Seitliche Bewegungen ermöglichen es auch, den Angreifer aus verschiedenen Winkeln zu beobachten und besser auf dessen Aktionen zu reagieren. Diese Technik ist besonders nützlich, um sich aus der direkten Angriffszone zu bewegen und gleichzeitig auf eventuelle Fluchtwege zu achten.

Insgesamt sind die Techniken der Verteidigungsstellung, des Abstands und der Bewegungsarten entscheidend für eine effektive Selbstverteidigung. Sie ermöglichen es, nicht nur den eigenen Körper zu schützen, sondern auch die Kontrolle über die Situation zu behalten und gegebenenfalls zu deeskalieren oder zurückzuziehen.

360 Grad Abwehr (Unterarmblock)

Die 360-Grad-Abwehr ist eine essentielle Technik in der Selbstverteidigung, die es dem Verteidiger ermöglicht, Angriffe aus verschiedenen Richtungen effektiv abzuwehren. Diese Technik ist besonders wichtig, da Angreifer oft unvorhersehbar angreifen und aus mehreren Winkeln kommen können.

Grundprinzip der 360-Grad-Abwehr

- **Abwehrbewegung**: Bei der 360-Grad-Abwehr wird der Angriff mit dem Unterarm zur Seite abgewehrt. Dieser Unterarmblock ist entscheidend, um den Angreifer zu stoppen und gleichzeitig den Kopf und Hals zu schützen. Die zweite Hand bleibt in einer defensiven Position, um die empfindlichen Bereiche des Körpers vor weiteren Schlägen zu bewahren.

- **Winkelanpassung**: Der Winkel des blockenden Arms kann je nach Angriffswinkel variieren. Das bedeutet, dass der Verteidiger in der Lage sein muss, schnell zu reagieren und seinen Arm entsprechend zu positionieren, um den Angriff abzuwehren. Diese Flexibilität ist entscheidend, um die Abwehrreaktion an die jeweilige Situation anzupassen.

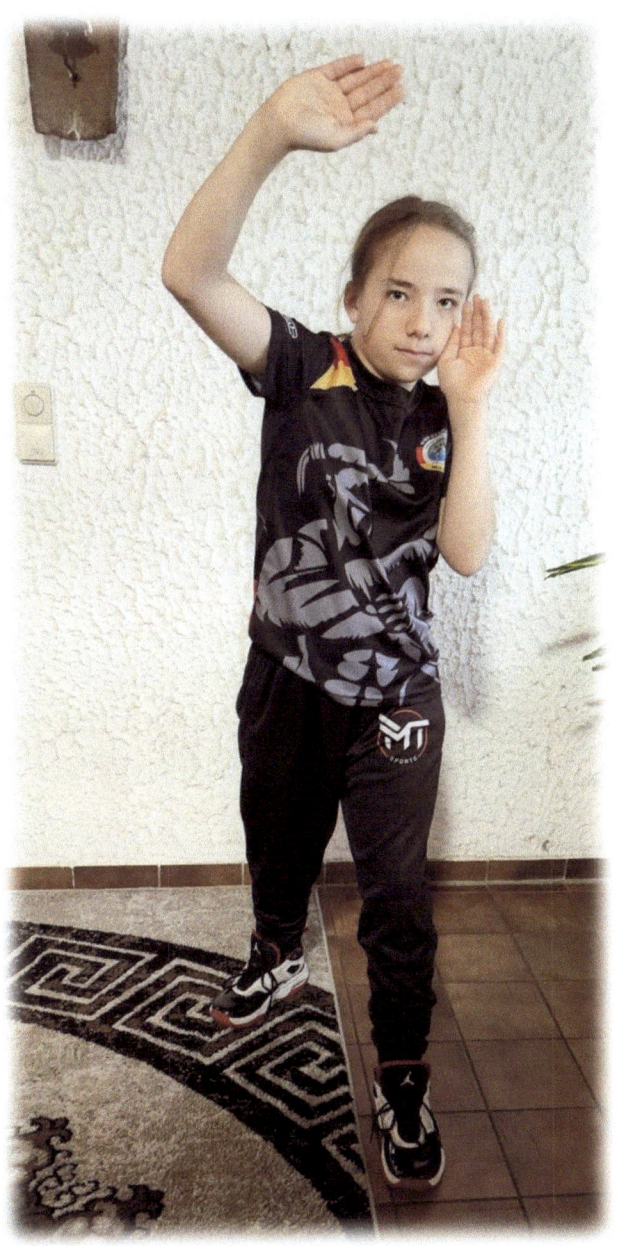

Übungen zur 360-Grad-Abwehr

Um die 360-Grad-Abwehr effektiv zu erlernen und zu festigen, können folgende Übungen durchgeführt werden:

1. **Reflextraining**:

   - **Setup**: Zwei Trainingspartner stehen sich in einer natürlichen Körperhaltung gegenüber, mit den Armen locker an der Körperseite.

   - **Durchführung**: Einer der Partner führt Schläge von außen (ohne Takt) zum Kopf und zum Körper des anderen Partners aus. Der Verteidiger muss in der Lage sein, mit dem Unterarm abzuwehren, während er gleichzeitig den Kopf und Hals mit der anderen Hand schützt.

   - **Ziel**: Diese Übung fördert die Reflexe des Verteidigers und hilft, ein Gefühl für den richtigen Zeitpunkt und die richtige Technik der Abwehr zu entwickeln. Es ist wichtig, dass der Angreifer nicht zu vorhersehbar agiert, um die Reaktionsfähigkeit des Verteidigers zu testen.

2. **Anwendungstraining**:

- o **Setup**: Die Partner stehen sich mit etwas Abstand gegenüber, um einen realistischeren Abstand in einer Selbstverteidigungssituation zu simulieren.

- o **Durchführung**: Ein Partner versucht, den Verteidiger mit einem Schlag (zum Beispiel einer Ohrfeige) am Kopf zu treffen. Der Verteidiger wehrt den Schlag mit der 360-Grad-Abwehr ab und führt anschließend eine „Schubsbewegung" (Double-Push) aus, indem er beide Handballen verwendet, um den Angreifer von sich wegzustoßen.

- o **Wichtig**: Es ist entscheidend, aktiv vom Angreifer zu lösen, während man rückwärts geht. Der Verteidiger sollte dabei den Blickkontakt zum Angreifer halten und die Deckung nutzen, um sich zu schützen. Diese Übung hilft, die Technik der Abwehr in Kombination mit der Bewegung zu trainieren und das Selbstvertrauen im Umgang mit Angriffen zu stärken.

Vorteile der 360-Grad-Abwehr

- **Vielseitigkeit**: Die 360-Grad-Abwehr ermöglicht es dem Verteidiger, auf Angriffe aus allen Richtungen zu reagieren, was in einer dynamischen Selbstverteidigungssituation entscheidend ist.

- **Effektive Kombination von Abwehr und Gegenangriff**: Durch die Integration der Schubsbewegung nach der Abwehr kann der Verteidiger nicht nur den Angriff stoppen, sondern auch aktiv die Kontrolle über die Situation zurückgewinnen.

- **Schutz empfindlicher Körperstellen**: Die Technik sorgt dafür, dass Kopf und Hals während der Abwehr geschützt sind, was das Risiko schwerer Verletzungen verringert.

Insgesamt ist die 360-Grad-Abwehr eine grundlegende Technik, die durch gezielte Übungen trainiert werden kann, um die Reaktionsfähigkeit, Flexibilität und Sicherheit in Selbstverteidigungssituationen zu erhöhen.

Fazit

Kapitel 8 des Textes, der sich mit der Selbstschutz-Praxis beschäftigt, bietet einen umfassenden Überblick über die Prinzipien und Techniken der Selbstverteidigung, die darauf abzielen, die Sicherheit einer Person in bedrohlichen Situationen signifikant zu erhöhen. Die dargestellten Konzepte sind darauf ausgelegt, intuitiv, einfach und effektiv zu sein, was besonders wichtig ist, wenn Menschen in Stresssituationen reagieren müssen.

Die drei Hauptprinzipien der Selbstverteidigung – Einfachheit, Intuition und eine aggressive Haltung – bilden das Fundament für die beschriebenen Techniken und Strategien. Die Betonung auf der Einfachheit der Techniken ist entscheidend, da im Angesicht einer Bedrohung oft keine Zeit für komplexe Entscheidungen oder Bewegungsabläufe bleibt. Einfache und einprägsame Techniken ermöglichen es auch unerfahrenen Personen, sich effektiv zu verteidigen.

Das zweite Prinzip, die Intuition, stellt sicher, dass die Techniken auf natürlichen Bewegungsmustern basieren. Diese Herangehensweise nutzt die instinktiven Reaktionen des Körpers, was die Wahrscheinlichkeit erhöht, dass Verteidiger auch unter Druck angemessen reagieren können. Durch die

Vertrautheit mit den Bewegungen wird das Selbstvertrauen gestärkt, was in einer Bedrohungssituation von enormer Bedeutung ist.

Das dritte Prinzip, die aggressive Verteidigung, hebt hervor, dass Selbstverteidigung nicht nur reaktiv, sondern auch proaktiv sein sollte. Der Einsatz der Umgebung und das Ausnutzen von Überraschungsmomenten sind entscheidende Faktoren, um sich in einem Konflikt durchzusetzen. Zudem wird die Bedeutung der Flucht betont, die häufig die sicherste Option darstellt, anstatt sich in einen direkten Kampf zu begeben.

Ein weiterer wichtiger Aspekt des Kapitels ist die Bedeutung der Verteidigungsstellung, die als Grundlage für jede Selbstverteidigungssituation dient. Ein stabiler Stand und die richtige Positionierung der Arme sind entscheidend, um sowohl Schutz als auch Reaktionsfähigkeit zu gewährleisten. Die korrekte Körperhaltung ermöglicht es, im Ernstfall schnell zu reagieren und gleichzeitig den eigenen Körper zu schützen.

Die Diskussion über den Abstand zum Angreifer und die Techniken zur Deeskalation verdeutlicht, dass Distanz eine zentrale Rolle in der Selbstverteidigung spielt. Der Abstand gibt dem Verteidiger die Möglichkeit, Angriffe zu vermeiden und gezielt zu reagieren. Das Zurückweichen als Deeskalationsschritt ist eine wichtige Technik, um die Situation zu beruhigen und den eigenen Handlungsspielraum zu vergrößern.

Darüber hinaus wird die Bedeutung der 360-Grad-Abwehr hervorgehoben, die es dem Verteidiger ermöglicht, Angriffe aus verschiedenen Richtungen abzuwehren. Diese Technik fördert nicht nur die Flexibilität und Reaktionsfähigkeit, sondern ermöglicht auch einen nahtlosen Übergang von der Abwehr in eine offensive Strategie.

Zusammenfassend lässt sich sagen, dass Kapitel 4 eine umfassende und praxisorientierte Einführung in die Selbstschutz-Praxis bietet. Die vorgestellten Prinzipien und Techniken sind so gestaltet, dass sie für eine breite Zielgruppe zugänglich und umsetzbar sind. Diese Herangehensweise ermöglicht es Individuen, sich in bedrohlichen Situationen besser zu schützen und ihre Sicherheit zu erhöhen. Die Verbindung von mentaler Vorbereitung, intuitiven Bewegungen und effektiven Techniken bildet eine solide Grundlage für die persönliche Selbstverteidigung, die in einer zunehmend unsicheren Welt von großer Bedeutung ist.

Danksagung

Mein besonderer Dank gilt allen Lehrkräften, die sich mit Engagement für das Wohl ihrer Schüler einsetzen. Euer unermüdlicher Einsatz ist unverzichtbar, und dieses Buch ist euch gewidmet.

Ein herzliches Dankeschön an die Institutionen von Gewaltschutztraining Hessen für euer Vertrauen sowie an alle Fachleute, die ihr Wissen und ihre Erfahrungen mit mir geteilt haben. Euer Beitrag hat mir geholfen, praxisnahe Inhalte zu entwickeln.

Danke an meine Familie und Freunde für ihren Rückhalt

Ein besonderer Dank gilt meiner Ehefrau Bianca Weyand, die mich in schwierigen Zeiten unterstützt und an meine Visionen geglaubt hat. Nicht zuletzt danke ich meinen Mentoren und Förderern, ohne die dieses Buch nicht entstanden wäre.

Möge dieses Buch dazu beitragen, ein sicheres und unterstützendes Lernumfeld für alle zu schaffen.

Vielen Dank!

Nils Weyand im Dezember 2024